Parr/Byng/Gilpin/Ireland

phasie

Leben mit dem
Sprachverlust

Susie Parr: Sprech- und Sprachtherapeutin, Forschungsstipendiatin in der Abteilung für Klinische Kommunikationsstudien an der City University, London
Sally Byng: Professorin für Kommunikationsstörungen, Sprech- und Sprachtherapeutin, Abteilung für Klinische Kommunikationsstudien an der City University, London
Sue Gilpin: MA, Leiterin der Sprachenabteilung in einer großen Gesamtschule, Mitglied des Councils of Action for Dsyphasic Adults, Aphasie-Betroffene
Chris Ireland: Lehrerin, Beraterin, Aphasie-Betroffene

Übersetzung: Ute Villwock, Heidelberg

Bearbeitung: Michael Herrmann, Berlin

Die Deutsche Bibliothek - CIP Einheitsaufnahme

Aphasie : Leben mit dem Sprachverlust / Parr ...
[Übers.: Ute Villwock. Bearb.: Michael Herrmann]. -
Wiesbaden : Ullstein Medical 1999
Einheitssacht.: Talking about aphasia <dt.>
ISBN 3-86126-674-1

Das vorliegende Buch ist eine Übersetzung aus dem Englischen von: „Talking about aphasia" von Susie Parr et al.

© Open University Press, Buckinham 1997

© Ullstein Medical Verlagsgesellschaft mbH & Co., Wiesbaden 1999

Lektorat: Jürgen Georg, Christine Warlies
Herstellung: Gudrun Kumbartzki, Erik Weiß
Layoutsatz: FEMOSET GmbH, Wiesbaden
Druck und buchbinderische Verarbeitung:
Freiburger Graphische Betriebe

Printed in Germany

ISBN 3-86126-674-1

Die Joseph Rowntree Foundation hat dieses Projekt als Teil ihres Forschungsprogramms und ihrer innovativen Entwicklungsprojekte in der Hoffnung unterstützt, daß es sowohl für diejenigen, die die Richtlinien der Politik bestimmen, als auch für die Gesundheitsfachleute von Nutzen ist. Die in diesem Bericht dargestellten Tatsachen und formulierten Ansichten entsprechen denen der Autoren, jedoch nicht unbedingt der Foundation.

Die Wiedergabe von Gebrauchsnamen, Handelsnamen oder Warenbezeichnungen in diesem Werk berechtigt auch ohne besondere Kennzeichnung nicht zu der Annahme, daß solche Namen in Sinne der Warenzeichen-Markenschutz-Gesetzgebung als frei zu betrachten wären und daher von jedermann benutzt werden dürfen.

Dieses Werk, einschließlich aller seiner Teile, ist urheberrechtlich geschützt. Jede Verwertung außerhalb der engen Grenzen des Urheberrechtes ist ohne Zustimmung des Verlages unzulässig und strafbar. Das gilt insbesondere für Vervielfältigungen, Übersetzungen, Mikroverfilmungen sowie die Einspeicherung und Verarbeitung in elektronischen Systemen.

Geleitwort von Chris Ireland

Dies ist eine Sammlung von Stimmen, die oft nicht zugehört werden, oft werden sie gar nicht gehört und oft nicht verstanden. Es ist ein leicht lesbares Buch – das Komplexe weggenommen, damit es so leicht zu lesen ist. Jedes Kapitel lädt den Leser in die Welt der Wörter und das Leben der Menschen mit einer Aphasie ein. Jeder Titel, jedes Kapitel zeigt das flexible, empathische, starke Medium Sprache – lesen und auswählen von Themen, wenn der Leser bereit für Dialoge.

Das Buch gehören Menschen, die ihre Geschichten erzählen. Es gehört auch Ihnen – den Lesern, um ihre Erfahrungen nachzudenken und verschiedene Wahrnehmungen zu lernen und zu teilen. Das Leben mit der Aphasie ist die Konfrontation mit dem täglichen Kampf – Schmerz, Verwirrung, Isolation, Angst – und lernen und verstehen in der sozialen Umgebung – so laut, so stressig, so dreckig verschmutzt, bedürftig, gierig. Doch einige kümmern sich, einige sind offen zu lernen und einige haben Visionen.

Das Buch gehören auch denen, die so hart gearbeitet haben, nutzen ihre Talente und lernen von anderen vieles über Schmerzen und Einschränkungen. Durch das Feedback und Ermutigen der Menschen, ihre Geschichten zu erzählen, sich einordnen, das offene Loch in der Steinmauer, graphisch, stark und mächtig. Nicht nur eine mehr klare und hilfreiche beratende Unterstützung geben, sondern auch anregen. Auch durch die Behindertenbewegung für mehr Verständnis und eine kollektive Stimme, kämpfen für bessere Dienstleistungen für die Bedürfnisse von allen.

Dieses Buch lesen – werden viele mehr verstehen – andere anregt und mit ihrem Kampf ermutigt, auch Unterstützung in Anspruch nehmen. Andere werden mehr über den komplexen Kampf von Menschen mit einer Aphasie lernen – entweder über soziale Fragen oder gegensätzliche Störungen. Krankheiten und Behinderungen werden verschlimmert, hängt ab von den Reaktionen der anderen, Hilfe oder nicht – Verständnis und Pflege – wirkliche Pflege und zeigt humanere soziale Vorgehensweisen und hilft, daß unsichtbare Behinderungen besser sichtbar werden.

Vorwort

Dieses Buch handelt von der Erfahrung, infolge eines Schlaganfalls die Sprache zu verlieren. Es basiert auf den Erzählungen von 50 aphasischen Menschen, die an einem Forschungsprojekt teilgenommen haben, das zwischen 1994 und 1996 in der Abteilung für Klinische Kommunikationsstudien an der City University in London stattfand. Das Projekt wurde von der Joseph Rowntree Foundation finanziert. Die Teilnehmer stimmten zu, Tiefeninterviews durchzuführen, in denen sie über ihre Erfahrungen mit der Aphasie, die Auswirkungen auf das alltägliche Leben, ihre Hoffnungen für die Zukunft, die Hindernisse, mit denen sie konfrontiert sind, und die ihnen verfügbare Unterstützung sprachen. Der Fokus richtet sich in diesem Buch ausschließlich auf die Ansichten und Erfahrungen der aphasischen Menschen selbst, nicht auf die ihrer Freunde und Familien, und auch nicht auf die der verschiedenen professionellen Gruppen, mit denen sie in irgendeiner Form Kontakt hatten. Wir möchten uns jedoch keinesfalls dafür entschuldigen, daß diese Perspektive durch das ganze Buch hindurch erhalten bleibt. Der Verlust der Sprache kann bedeuten, daß andere beginnen, bestimmte Tätigkeiten für den aphasischen Menschen zu übernehmen, mit dem Ergebnis, daß die Betroffenen in den Hintergrund gedrängt werden.

Dies ist das erste Mal, daß eine ausführliche Darstellung über die Aphasie von jenen gegeben wird, die ein Wissen aus erster Hand darüber besitzen; dies erfolgt in ihren eigenen Worten und wird nicht in den Kontext von professionellen, klinischen, medizinischen oder akademischen Betrachtungen gerückt. Sicherlich läßt sich mit Fug und Recht behaupten, daß sich auf diese Weise neue Betrachtungshorizonte erschließen. Obwohl viele Themen im Zusammenhang mit der Gewährung therapeutischer Dienstleistungen und mit den medizinischen und linguistischen Aspekten der Aphasie bereits Gegenstand detaillierter Studien waren, sind die langfristigen Folgen sowie die Bedeutung der Aphasie für jene, die darunter leiden, niemals in solch nachhaltiger und systematischer Weise untersucht worden. Aus diesem Grunde sprechen wir die Sichtweisen und Erfahrungen der Freunde und Familien von aphasischen Menschen, obwohl wir ihre Bedeutung sehr wohl anerkennen, in diesem Projekt nicht an, eben weil wir möchten, daß die Berichte der aphasischen Menschen selbst gehört werden.

Wir möchten in diesem Buch versuchen, die Erfahrung zu vermitteln, was es heißt, mit einer Aphasie zu leben. In den Kapiteln 1 und 2 erzählen die aphasischen Teilnehmer über ihren Schlaganfall und über die Eindrücke im

Krankenhaus und beschreiben ihre ersten Wahrnehmungen bezüglich der Sprachstörung. Sie schildern die ersten Behandlungen und Dienstleistungen sowie die Höhen und Tiefen bei ihrer Rückkehr nach Hause. Kapitel 3 untersucht die langfristigen Auswirkungen der Aphasie, d. h. am Arbeitsplatz, bei der Ausbildung und bei Freizeitaktivitäten der Betroffenen. Die Auswirkungen der Aphasie auf persönliche Beziehungen in der Familie und zu Freunden werden in Kapitel 4 beschrieben. Kapitel 5 hinterfragt die auf Dauer bestehenden, veränderlichen Bedürfnisse aphasischer Menschen und untersucht, wie erfolgreich sie vom Gesundheitssystem, von Sozialeinrichtungen und anderen Dienstleistern zu unterschiedlichen Zeitpunkten erfüllt werden. In Kapitel 6 werden mehrere Erzählungen verknüpft, indem die wechselnden Bedürfnisse von aphasischen Menschen im Hinblick auf Inhalt, Zeiteinteilung und Darstellung von Informationen untersucht werden. Die Möglichkeiten, wie Menschen ihre Aphasie verstehen, und die verschiedenen Methoden des Umgangs mit ihr werden in Kapitel 7 behandelt. Kapitel 8 hinterfragt, inwieweit und unter welchen Bedingungen eine Aphasie als Behinderung bezeichnet werden kann. Das letzte Kapitel verknüpft die verschiedenen Darstellungen über die Aphasie, um Prinzipien für eine Strategie zu formulieren, wie man lernen kann, mit dem Verlust der Sprache zu leben. Eine detaillierte Erläuterung über die Durchführung dieser Studie folgt im Anhang. Leser, die sich für eine tiefergehende Erforschung bestimmter Themen interessieren, finden eine Liste mit relevanten Texten in den Literaturempfehlungen.

Drei Hauptthemen treten im Verlauf dieses Buches immer wieder auf. Erstens wird so umfassend wie möglich auf jene Schwierigkeiten hingewiesen, auf die aphasische Menschen immer wieder stoßen, und zwar nicht als unvermeidliche Folge der Störung selbst, sondern als Hindernisse, die durch angemessene Handlungen und Unterstützungen behoben werden können. Zweitens werden die verschiedenen Ressourcen und Dienstleistungen nur insofern beschrieben und evaluiert, als sie sich auf die gelebte Erfahrung der Menschen, die unter einer Aphasie leiden, auswirken oder aber auch nicht. Und drittens schließlich erlauben die Erzählungen der aphasischen Menschen eine detaillierte und längerfristige Untersuchung der komplexen Natur der Sprache. Durch das gesamte Buch hindurch werden wir immer wieder auf die Bedeutung der Sprache zurückkommen, sei es bei der Aufrechterhaltung von Beziehungen, bei der Diskussion und Kontrolle einer empfangenen Hilfeleistung oder beim Verständnis und Umgang mit einer plötzlich auftretenden, dauerhaften Störung.

Dieses Buch wurde für ein vielfältiges Publikum geschrieben. Von ganz besonderer Bedeutung ist unsere Hoffnung, daß aphasische Menschen, ihre Familien und Freunde durch das Buch angesprochen werden und daß es ihnen dabei behilflich sein möge, etwas darüber zu lernen, wie andere mit einer

Vorwort

Aphasie umgehen. Aus diesem Grund ist das Buch, obwohl ihm aktuelle Theorien und Diskussionen zugrundeliegen, nicht als akademischer Text verfaßt worden. So weit wie möglich ist es in einer unkomplizierten und verständlichen Sprache und ohne Quellenangaben geschrieben.

Darüber hinaus hoffen wir, daß jene, die professionelle pflegerische, ärztliche und rehabilitative Dienstleistungen erbringen, gemeinsam mit den in der Gemeindepflege und in den Sozialeinrichtungen integrierten Dienstleistungen die Lektüre als nützlich empfinden, um zu verstehen, was es bedeutet, unter einer Aphasie zu leiden, und um etwas über die zahlreichen Bereiche unerfüllter Bedürfnisse zu erfahren. Wir würden uns auch wünschen, daß möglichst viele der für die Planung von Gesundheits- und Sozialleistungen für aphasische Menschen verantwortlichen Personen dieses Buch lesen und daß es auch für jene nützlich sein wird, deren Aufgabe darin besteht, Informationen zu gewährleisten. Die Menschen, die in ehrenamtlichen und karitativen Organisationen arbeiten und aphasischen Menschen Unterstützung anbieten, werden zu dem Ergebnis gelangen, daß dieses Buch eine ganze Reihe von Fragen anschneidet, die für ihre Dienstleistungen von Relevanz sind. Und schließlich hoffen wir, daß das Buch für die Logopäden, Sprech- und Sprachtherapeuten von ganz besonderem Interesse sein wird, da es die Aphasie unserer Meinung nach aus einer neuen und herausfordernden Perspektive betrachtet.

An diesem Punkt möchten wir all jenen danken, die das Buch ermöglicht haben. Zuerst möchten wir der Joseph Rowntree Foundation für die finanzielle Förderung des Projektes und für ihre trotz aller Höhen und Tiefen kontinuierliche Unterstützung unseren Dank aussprechen. Wir stehen tief in der Schuld von Jane Ritchie von der Sozial- und Gemeindeplanungsforschung, die als Projektberaterin fungiert hat. Sie war bei der Gestaltung des Projektentwurfs und bei der Festlegung der hohen Forschungsstandards außerordentlich hilfreich. In jeder Phase konnten wir von ihrem Wissen sowie von der Klarheit ihrer Gedanken profitieren, sowohl im Hinblick auf die jeweiligen Themen als auch auf den andauernden Forschungsprozeß. Kit Ward, ebenfalls von der Sozial- und Gemeindeplanungsforschung, gab uns kompetente und einfühlsame Unterstützung bei der Entwicklung unserer Interviewfähigkeiten und führte selbst einige Interviews durch.

Im Verlauf dieses Projektes haben wir aus den Beiträgen zweier Beratungsgruppen besonderen Nutzen gezogen. Wir möchten uns für die Mitwirkung von Sally French, David Ellis, Margot Larkin, Sheila Wirz, Mike Bury und Judith Waterman bedanken, die alle kontinuierliches Interesse und Unterstützung gezeigt haben und die den Schwerpunkt ihres jeweiligen professionellen Bereichs in konstruktive und nutzliche Ratschläge umgesetzt haben. Die zweite Beratungsgruppe bestand aus Menschen, die aus erster Hand Erfahrungen mit einer Aphasie gemacht hatten. Harry Clarke, Sue Boazman, Lynn Thomson, Graham Kellie, Trevor Walker, Jasvinder Khosa und Anna Ashworth trugen mit unschätzbaren, kontinuierlichen Kommentaren zur Bereicherung jeder Phase des Projektes bei. Wir möchten auch Carole Pound unseren tiefen Dank aussprechen. Von Beginn an hat sie sich als unermüdliche Quelle von Humor, kreativen Ideen, praktischer Hilfe und Unterstützung erwiesen. Darüber hinaus möchten wir für die persönliche Unterstützung danken, die uns Martin und Ellen Parr, Winifred und Douglas Mitchell, David Kessler, Liz Lee, Matthew, Gabriel und Laura Byng, Jackie Strong, Denise Norman-Dent, Carole Watkins, Sue Neale, Ralph und Sylvia Gilpin, David Bennett, Ralph Norbury, Sally Inman und Magdlin Babiker gewährten.

Und schließlich ist es uns ein ganz besonderes Anliegen, all den Menschen zu danken, die an dem Projekt teilgenommen haben und die über ihre Erfahrungen mit der Aphasie mit so viel Tiefsinn und Ehrlichkeit gesprochen haben. Wir hoffen, wir sind ihren Darstellungen gerecht geworden.

Autorenverzeichnis

Susie Parr hat in Irland, Liverpool und Bristol als Sprech- und Sprachtherapeutin gearbeitet und Forschungsarbeiten über die Auswirkung der Aphasie auf die praktischen Fähigkeiten des Lesens und Schreibens durchgeführt. Gegenwärtig arbeitet sie als Forschungsstipendiatin in der Abteilung für Klinische Kommunikationsstudien an der City University in London.

Sally Byng ist Professorin für Kommunikationsstörungen in der Abteilung für Klinische Kommunikationsstudien an der City University. Sie ist ausgebildete Sprech- und Sprachtherapeutin und hat eine ganze Reihe von Artikeln über die Aphasie, einschließlich der Sprachverarbeitung und Bewertung von Ergebnissen, geschrieben.

Sue Gilpin hat als Leiterin der Sprachenabteilung in einer großen Gesamtschule gearbeitet, als sie 1987 einen Schlaganfall erlitt, seit dem sie an einer Aphasie erkrankt ist. Danach hat sie einen *Master of Arts* in Sonderpädagogik absolviert. Sie ist Mitglied des Council of Action for Dysphasic Adults.

Chris Ireland ist Lehrerin und ausgebildete Beraterin. Seit ihrem Schlaganfall 1988, seit dem sie unter einer Aphasie leidet, hat sie an einem Forschungsprojekt mitgearbeitet, das die Bedeutung der Beratung für aphasische Menschen untersucht. Sie hat über verschiedene Aspekte der Aphasie Artikel geschrieben, Vorlesungen gehalten und Workshops organisiert.

Inhaltsverzeichnis

Geleitwort V
Vorwort VII
Autorenverzeichnis XI

1	**Was ist eine Aphasie?**	1
1.1	Grundlagen und Beispiele	1
1.1.1	Aphasie betrifft verschiedene Aspekte der Sprache	3
1.1.2	Die Aphasie kann verschiedene Formen annehmen	5
1.1.3	Die Aphasie kann in ihrer Ausprägung variieren	5
1.1.4	Die Aphasie kann sich im Verlauf der Zeit verändern	6
1.1.5	Die Aphasie beeinträchtigt nicht die Intelligenz	6
1.1.6	Wer bekommt eine Aphasie?	7
1.2	Der Beginn einer Aphasie	8

2	*„Ist beängstigend. Ist beängstigend."* – Die ersten Erfahrungen mit einem Schlaganfall und einer Aphasie ..	11
2.1	*„Mein verdammter Körper funktionierte nicht mehr"* – Die körperlichen Nachwirkungen eines Schlaganfalls	12
2.1.1	Lähmung, Schwäche und Sensibilitätsverlust	13
2.1.2	Schluckbeschwerden	13
2.1.3	Weinen	13
2.2	*„Wie würdest du dich fühlen?"* – Erste Reaktionen auf die körperliche Störung	14
2.3	*„Ich ... stumm"* – Erste Realisierung der Aphasie	15
2.4	*„Ich konnte nicht sagen, was falsch war."* – Aphasie und Krankheit	16
2.4.1	Unsicherheit über den Zustand	17
2.4.2	Verwirrung über die Rolle der Gesundheitsfachleute	18
2.5	*„Heruntergekommen"* – Erste Reaktionen auf die Aphasie ...	18
2.5.1	Angst und Furcht	19
2.5.2	Wut und Frustration	19
2.5.3	Erschütterung	20
2.5.4	Isolation	20
2.6	*„Ich erzählte ihr. Ich erzählte ihr."* – Andere Menschen und Aphasie	20
2.7	*„Du mußt einfach was tun"* – Anfangen, damit zurechtzukommen	22

2.7.1	Sich selbst Mut machen	22
2.7.2	Zurückgreifen auf frühere Erlebnisse	23
2.7.3	Sensibilität und Respekt von anderen	23
2.7.4	Vergleich mit anderen	24
2.7.5	Erfahrungen mit anderen in der gleichen Situation teilen	24
2.7.6	Problemlösungsansatz für die Kommunikationsprobleme	25
2.7.7	Den Schein wahren	25
2.8	Nach Hause zurückkehren	26
2.9	Körperliche Behinderungen zu Hause	27
2.10	Kommunikationsstörungen zu Hause	28
2.11	„Langer, harter Kampf"	29
3	**„Die Sache ist – welcher Job?" – Arbeit, Freizeit und Aphasie**	**31**
3.1	„Das war's. Ende." – Entscheidung über die Arbeit	32
3.2	Alternativen finden	36
3.2.1	Anpassung der Arbeitsstrukturen	36
3.2.2	Wechsel des Arbeitsplatzes	37
3.2.3	Fortbildung und Schulung nach einer Aphasie	38
3.2.4	Ehrenamtliche Tätigkeit	41
3.3	„Ich drücke mich aus, ich malen" – Aphasie und Freizeit	42
3.3.1	Nutzung der Freizeit vor der Aphasie	43
3.4	„Ist ein bißchen erschreckend" – Faktoren, die die Nutzung der Freizeit bei einer Aphasie beeinflussen	44
3.4.1	Aphasie als Hindernis	44
3.4.2	Körperliche Hindernisse	46
3.4.3	Finanzielle Einschränkungen	46
3.4.4	Hindernisse durch die Mentalität	48
3.4.5	Organisatorische Hindernisse	48
3.5	„Mehr Spaß haben" – Zeitvertreib bei einer Aphasie	49
3.5.1	Anpassung von Freizeitinteressen	49
3.5.2	Entwicklung neuer Interessen	51
3.6	„Ich habe kein Leben mehr" – Reaktionen auf die Veränderungen des Lebensstils	52
4	**„Darf ich auch mal was sagen?" – Familie, Freunde und Aphasie**	**55**
4.1	„Kann Helen nicht trösten" – Wie die Aphasie Ehe und Partnerschaft beeinflußt	56
4.1.1	Veränderungen der Kommunikation	56
4.1.2	Körperliche Veränderungen	57

4.1.3	Emotionale Veränderungen	58
4.1.4	Rollenveränderungen	58
4.2	*„Ich kann doch nichts dafür"* – Partnerschaftliche Strukturen bei einer Aphasie	60
4.3	*„Die Sache ist, ich kann nicht reden"* – Streß in Familie und Partnerschaft	63
4.4	*„Ich sitze nur einfach dabei"* – Aphasie und familiäre Beziehungen	64
4.5	*'Sie möchten oft fragen: 'Warum?'"* – Aphasie und Beziehungen zu Kindern	65
4.5.1	Kinder als Pflegepersonen	69
4.6	*„Wütend auf Mama!"* – Aphasische Menschen und ihre Eltern	70
4.7	*„Plötzlich, alle weg. Und tschüs."* – Freundschaften und Aphasie	72
4.7.1	Veränderungen der Arbeit und des Lebensstils als Hindernis für die Freundschaft	73
4.7.2	Veränderungen bestimmter Kommunikationsaspekte als Hindernis für die Freundschaft	73
4.7.3	Einstellung als Hindernis für die Freundschaft	75
4.8	*„Ich bin es leid, mich zu entschuldigen."* – Erhalt von Freundschaften	76
5	*„In der Strömung verloren"* – **Gesundheits- und Sozialfürsorge und ehrenamtliche Hilfsdienste für Menschen mit einer Aphasie**	**79**
5.1	Sich wandelnde Bedürfnisse und Belange	80
5.2	Wann ist eine Dienstleistung zufriedenstellend?	82
5.2.1	Verfügbarkeit und Zugänglichkeit	83
5.2.2	Angemessenheit und Adäquatheit	84
5.2.3	Timing und Flexibilität	84
5.2.4	Integration	84
5.2.5	Zuverlässigkeit und Beständigkeit	84
5.2.6	Respekt und Anerkennung	85
5.2.7	Unterstützung der Kommunikation	86
5.2.8	Gewährleistung relevanter und verständlicher Informationen	86
5.3	Zwei Beispiele für Erfahrungen mit Dienstleistungen	87
5.4	*„Du kannst dich nicht selbst bemerkbar machen."* – Aphasie und Diskussionen	92
5.5	*„Ich muß bekloppt sein."* – Erfahrungen mit der Sprech- und Sprachtherapie	94

5.5.1 Verfügbarkeit und Zugänglichkeit der Sprech- und Sprachtherapie 95
5.5.2 Form und Angemessenheit einer Sprech- und Sprachtherapie . 96
5.5.3 Angemessenheit der Sprech- und Sprachtherapie 98
5.5.4 Einstellung und Kommunikationsfähigkeiten der Sprech- und Sprachtherapeuten 99
5.5.5 Information, Integration und das Ende der Therapie 100
5.6 *„Ich muß mich wahrscheinlich darüber freuen."* – Die Rolle des ehrenamtlichen Sektors 102
5.6.1 Welche Aspekte der ehrenamtlichen und karitativen Dienste werden geschätzt? 104
5.6.2 Welche Probleme werden im Kontakt mit den ehrenamtlichen und karitativen Diensten erlebt? 104

6 *„Alles scheint ein Geheimnis zu sein."* – **Information und Aphasie** **107**
6.1 *„Ich verstehe immer noch nicht, was falsch ist mit mir."* – Informationsbedürfnisse aphasischer Menschen 107
6.2 *„Je mehr ich darüber weiß, desto besser."* – Einstellungen zur Information 109
6.3 *„Ins eine Ohr rein, zum andern wieder raus"* – Das Problem, Informationen zu behalten 111
6.3.1 Wissen, welche Informationen erforderlich sind und woher man sie erhält 112
6.3.2 Inhalt und Qualität einer Information 114
6.3.3 Die Art und Weise der Informationsvermittlung 115
6.3.4 Die zeitlichen Faktoren der Information 117
6.4 *„Mit einer Aphasie kannst du gerupft werden."* – Aus der Informationsfalle herauskommen 117
6.4.1 Wissen, an welche Stelle man sich wenden kann 118
6.4.2 Inhalt und zeitliche Abstimmung einer Information 119
6.4.3 Regelmäßige Überprüfung der Informationsbedürfnisse 119
6.4.4 Verständlichkeit einer Mitteilung 120

7 *„Die innere Arbeit bewältigen"* – **Die Bedeutung der Aphasie** **125**
7.1 *„Wenn ich spreche, kommen die Wörter durcheinander."* – Beschreibungen der Aphasie 125
7.1.1 Emotionale Reaktionen auf die Aphasie 126
7.1.2 Ursachen und physische Natur der Aphasie 128
7.1.3 Gefühle in Verbindung mit der Aphasie 129

Inhaltsverzeichnis

7.1.4	Aphasie als Zusammenbruch der Sprache	130
7.1.5	Benutzung der Worte „Sprache" und „Aphasie"	131
7.2	**„Ken soll es machen." – Praktische Strategien aphasischer Menschen**	**133**
7.3	**Was bedeutet Bewältigung der Aphasie?**	**135**
7.3.1	Die Auswirkungen der Aphasie auf die Identität	138
7.3.2	Stützen auf das Wissen über die Aphasie, auf Einstellungen und Überzeugungen	138
7.3.3	Konstruieren der Darstellung einer Aphasie	139
7.4	**„Alles, was ich weiß, ist, daß ich nicht weiß, was eine Aphasie ist." – Die Rolle der Sprache bei der Bewältigung** ...	**142**
8	**„Sie können es nicht sehen, wie sollen sie es dann wissen?" – Aphasie und Behinderung**	**145**
8.1	**„Für mich ist es jemand, der die Funktion seiner Arme und Beine verloren hat." – Aphasie und persönliche Ansichten über Behinderungen**	**145**
8.2	**„Sie tun mir sehr leid." – Aphasie und die Begegnung mit anderen Menschen**	**147**
8.2.1	Andere Menschen mit einer Aphasie finden und erkennen ...	148
8.2.2	Die Wirkung des Kontextes bei der Begegnung mit anderen ..	148
8.2.3	Einstellungen gegenüber anderen Menschen mit einer Aphasie	150
8.3	**„Zu viel von mir ist behindert." – Persönliche Identität und Aphasie**	**151**
8.4	**„Entschuldigung, ich habe eine Aphasie." „Was haben Sie?" – Verbergen der Aphasie**	**153**
8.5	**Unterschiedliche Denkweisen über Behinderungen**	**154**
8.6	**„Ich kann nicht sagen, was ich sagen möchte." – Die Restriktionen einer Aphasie**	**155**
8.7	**„Das Radio lärmt. In der Kneipe lärmt es." – Die Hindernisse, mit denen aphasische Menschen konfrontiert sind**	**157**
8.8	**„Ich gehöre doch nicht dazu." – Aphasie und die Behindertenbewegung**	**164**
9	**„Ich bin es leid, mich zu entschuldigen." – Lernen, mit der Aphasie zu leben**	**165**
9.1	**Die Natur einer Aphasie und die von ihr auferlegten Bedürfnisse und Erfordernisse verstehen**	**166**
9.2	**Andere Betroffene finden und eine kollektive Identität entwickeln**	**167**

Inhaltsverzeichnis

9.3	Hindernisse erkennen und abbauen	167
9.4	Eine starke, persönliche aphasische Identität entwickeln	168
9.5	Von anderen erwarten, die Verantwortung gemeinsam zu tragen	168

Anhang 171
Literaturverzeichnis (englisch) 176
Literaturverzeichnis (deutsch) 177

Was ist eine Aphasie?

1.1 Grundlagen und Beispiele

Aphasie: einige Fakten

- Die Aphasie ist eine Sprachstörung. Sie kann viele Aspekte der Kommunikation betreffen, einschließlich Sprechen, Schreiben, Lesen, Gesten und Verständnis der gesprochenen Sprache.
- Eine Aphasie wird ausgelöst, wenn bestimmte Hirnbereiche geschädigt werden. Diese Bereiche kontrollieren die Sprache, so wie andere Bereiche des Gehirns etwa die Bewegung oder die Koordination kontrollieren. Bei den meisten Menschen befinden sich die Bereiche, welche die Sprache kontrollieren, in der vorderen Region der linken Hirnhälfte.
- Die häufigste Ursache für eine Aphasie ist der Schlaganfall. Über ein Drittel aller Menschen, die einen Schlaganfall erleiden, entwickeln auch eine Aphasie. Zu den anderen Ursachen einer Aphasie gehören Kopfverletzungen und Tumoren.
- In Großbritannien erkranken jedes Jahr etwa 20000 Menschen an einer Aphasie.

„Mein Verstand ist hundertprozent ... äh ... immer. Sprechen ist schlecht."

Sharon

„Habe Mühe mit sprechen und ... zu ... zuhören und nicht reden kann, nicht sprechen. Kann nicht sprechen, wissen Sie. Sachen erklären. Oh ... das ist Problem. Schwierigkeit, ich weiß, wie erklä ... wie das hier, wie ich war. Ich weiß, erinnere mich und so. Ja. Sprünge, Sprünge. Und ... und ich erinnere mich an die Wörter, ich stolpere wirklich über die Wörter. Stolpere über die Wörter. Wie heißt das und das?"

Roger

„Nein, ich kann jetzt nicht schreiben. Oh, mein Name, das ist alles. Ich kann schreiben ... äh ... komische Wörter, aber ich konnte gar nicht schreiben ... ich kann nicht buchstabieren beim Schreiben, zum Schrei ... ja ... äh ... äh ... Ich habe neulich eine Nachricht geschrieben. Die Küche war aufgeräumt und ich habe etwas geschrieben, was ich für einen Brief hielt, an den ... äh ... Als ich nach Hause kam, sagte er: 'Tut mir sehr leid. Ich kann das nicht verstehen. Können Sie mir erklären, was das heißt?' Äh ... ich sagte: 'Können Sie nicht?' 'Nein', meinte er, 'ich kann das nicht verstehen.' Ich sah es mir nochmal an und es war eine Menge Unsinn."

Pearl

„Sie sprachen mit mir und manchmal wußte ich es nicht einmal ... sie sagten etwas, aber am Ende des Satzes sagten sie, ich wüßte nicht, was sie gesagt hätten, weil ich immer noch über das erste bißchen nachdachte. Es war ... das war eigenartig. Wissen Sie, weil ich wirklich an der Unterhaltung der Leute teilnehmen wollte, doch ich konnte nicht ... und ich sehe sie nur an."

Jenny

„Manchmal Sätze machen oder Sätze lesen, hart, wirklich hart. Aber man kann Wort wiederholen. Ich glaube, man versteht mehr oder weniger, was geschrieben ist. Glaube ich, wenn keine schwierigen Wörter ... einfache Wörter, keine schweren."

Govi

Interviewer: *Was geschieht, wenn Sie versuchen, etwas zu sagen?*
Jack: *Nein, nein.*
Interviewer: *Nichts?*
Jack: *Nein.*
Interviewer: *Hm. Können Sie sich daran erinnern, was für ein Gefühl Sie dabei haben?*
Jack: *Ooooh ... buh.*
Interviewer: *Frustrierend? Sie sehen sehr frustriert aus?!*
Jack: *Ja ... ooooh.*
Interviewer: *Und ärgerlich?*
Jack: *Ja.*

Sharon, Roger, Pearl, Jenny, Govi und Jack sprechen über eine Erfahrung, die für viele Menschen schwer vorstellbar oder nachzuvollziehen ist: der Verlust der Sprache. Sie leiden unter einer Aphasie. Vielleicht ist es deshalb so schwierig zu verstehen, was Aphasie ist, weil nur wenige Menschen bewußt darüber nachdenken, wie sie kommunizieren und ihre Sprache anwenden, genausowenig wie Menschen, die gehen können, viel über diese Fähigkeit, oder andere über das Aufheben eines Buches oder das Trinken einer Tasse Tee nachdenken. Eltern erfreuen sich, wenn sie ihre kleinen Kinder bei ihren Kommunikationsversuchen, noch bevor sie richtig sprechen können, beobachten, und sie helfen ihnen dabei, die Sprache und das Verständnis dafür zu entwickeln und später das Lesen und Schreiben zu erlernen. Vielleicht ist dies einer der seltenen Augenblicke im Leben, zu dem bewußt Sprache und Kommunikation hinterfragt werden. Häufig denken Eltern jedoch gar nicht darüber nach, besonders wenn ihr Kind keine Probleme bei der Entwicklung dieser Fähigkeit hat. Die meisten Menschen besitzen nur ein schwach ausgeprägtes Bewußtsein für die vielen Möglichkeiten, mit anderen zu kommunizieren, und sie beurteilen die Sprache ganz einfach als die Fähigkeit, zu sprechen und die Äußerungen anderer zu verstehen. Indem die Aphasie das Sprachvermögen auslöscht oder beeinträchtigt, zeigt sich sehr schnell die Komplexität und Kompetenz der Kommunikation, wie viele Formen sie annehmen kann und wie lebenswichtig sie ist. Was genau ist also eine Aphasie?

Was ist eine Aphasie?
- Die Aphasie kann verschiedene Aspekte der Sprache betreffen:
  - die Fähigkeit, Vorstellungen und Absichten in eine gesprochene oder geschriebene Sprache zu übertragen,
  - die Fähigkeit, richtig zu schreiben,
  - die Fähigkeit, Worte in grammatikalisch richtige Sätze zu ordnen,
  - die Fähigkeit, zu verstehen, was gesagt worden ist,
  - die Fähigkeit, geschriebene Worte zu verstehen,
  - die Fähigkeit, andere Formen der Kommunikation zu verstehen und zu nutzen, z. B. Gestik.
- Die Aphasie kann verschiedene Formen annehmen.
- Die Aphasie kann in ihrer Ausprägung variieren.
- Die Aphasie kann sich im Laufe der Zeit verändern.
- Die Aphasie beeinträchtigt nicht die Intelligenz.

1.1.1 Aphasie betrifft verschiedene Aspekte der Sprache

Die Auszüge aus den Interviews mit Roger, Pearl, Jack und Govi zeigen, wie bei einigen Menschen die Fähigkeit zu sprechen durch die Aphasie beeinträchtigt ist. Roger spricht in sehr kurzen Sätzen und hat Schwierigkeiten, die Worte zu finden, mit denen er seine Gedanken ausdrücken und Sachen erklären möchte. Die Sätze, die er ausspricht, klingen manchmal falsch. Der Grund liegt darin, daß er Probleme mit der Grammatik und mit der richtigen

Organisation der Wörter hat. Wenn er „Sprünge, Sprünge" sagt, bezeichnet er damit die Art und Weise, wie er zu kämpfen hat, seine Aussagen auf den Punkt zu bringen. In seinem Kopf finden Gedankensprünge statt.

Jacks gesprochene Sprache ist stark beeinträchtigt. Obwohl er die Worte ja und nein benutzen und auch ein paar ganz kurze Sätze sagen kann, muß er das, was er fühlt, weitgehend durch seinen Gesichtsausdruck, seine Gestik und den Tonfall seiner Stimme mitteilen.

Govi und Pearl verdeutlichen die Tatsache, daß die Aphasie auch andere Aspekte der Kommunikation als nur die Sprache betreffen kann. Lesen und Schreiben sind ebenso Kommunikationsfähigkeiten wie Sprechen und Zuhören, und auch sie können durch eine Aphasie beeinträchtigt werden. Pearls Erzählung, wie sie für einen Handwerker Notizen hinterlassen hat, zeigt, wie Menschen mit einer Aphasie ihre Unfähigkeit erleben, aufzuschreiben, was sie ausdrücken möchten. Die Aphasie kann auch die Fähigkeit des Schreibens, also Sätze grammatikalisch korrekt zu bilden und richtig hinzuschreiben, in Mitleidenschaft ziehen. Auch das Lesen kann schwierig werden. So kann z. B. Govi nur Texte lesen, die klar und einfach formuliert sind.

Jenny spricht über jenen Aspekt der Aphasie, der am wenigsten offensichtlich ist: Hierbei wird die Fähigkeit eines Menschen beeinträchtigt, bestimmten Äußerungen zu folgen. Der aphasische Mensch kann in dieser Situation zwar andere Personen reden hören, es jedoch vielleicht als höchst schwierig empfinden, das zu verstehen, was gesprochen wird. Viele aphasische Menschen erleben eine weitere Verschlechterung ihrer Fähigkeiten, wenn sie müde sind, wenn um sie herum zu viele Dinge vorgehen oder wenn sie durch zu viele Hintergrundgeräusche irritiert werden. Die Schwierigkeit, Sprache zu verstehen, hat nichts mit einem Verlust des Hörvermögens zu tun. Die Sprache wird sehr wohl gehört, aber ihr Sinn wird nicht verstanden.

Um sich bewußt zu machen, wie sich diese Erfahrung für den Betroffenen darstellt, sollte man sich einmal vorstellen, in einer fremden Sprache zu kommunizieren. Das Vokabular und die grammatikalischen Strukturen müssen neu erlernt und praktiziert werden. Darüber hinaus muß der Lernende versuchen, zu verstehen, was gesagt wird. Dieser Prozeß kann erleichtert werden, wenn derjenige, der in der fremden Sprache spricht, langsam und einfach redet und öfter wiederholt, was er gesagt hat, und seine Worte durch Gesten und Bilder ergänzt. Eine laute oder ablenkende Umgebung kann es erschweren, jemandem zu folgen, der in einer fremden Sprache spricht. Der gesamte Prozeß des Versuchs, zu verstehen, was gesagt wird, oder selbst zu sprechen, erfordert eine konzentrierte Anstrengung und kann sehr ermüdend sein. Dies trifft insbesondere bei der Aphasie zu. Viele aphasische Menschen haben das Gefühl, daß sie hart arbeiten müssen, um einer Unterhaltung folgen und daran teilnehmen zu können. In vielen Fällen müssen sie die Person, mit der sie re-

Was ist eine Aphasie?

den, bitten, zu wiederholen, was gesagt wurde, oder langsam zu sprechen. Häufig müssen Menschen mit einer Aphasie Hintergrundgeräusche oder andere Ablenkungen ausblenden, damit sie sich auf eine Kommunikation konzentrieren können. Die jeweils erforderliche Anstrengung verstärkt häufig die Erschöpfung und den Streß, mit dem Ergebnis, daß die Kommunikation noch schwieriger wird.

1.1.2 Die Aphasie kann verschiedene Formen annehmen

Nicht jeder leidet unter der gleichen Form von Aphasie. Die Aphasie kann sich in vielen Formen manifestieren. So haben etwa aphasische Menschen wie Roger und Govi Schwierigkeiten, Wörter zu Sätzen zusammenzufügen. Roger läßt kleine, grammatikalisch notwendige Wörter wie „das" und „ist" weg, die im allgemeinen dazu dienen, Sätze zusammenzuhalten. Er benutzt wichtige Schlüsselwörter, um den Inhalt seiner Aussage zu vermitteln. Demgegenüber scheint Pearl kein Problem damit zu haben, grammatikalisch richtige Sätze zu bilden. Ihre Sprache ist jedoch zögerlich, und sie verliert manchmal den Faden, wenn sie etwas sagen möchte, besonders wenn sie sich an bestimmte Wörter nicht erinnert, die sie sagen möchte: *„... habe ich etwas geschrieben, was ich für einen Brief hielt an den ... äh ...."* Andere Menschen, die unter einer Aphasie leiden, erleben demgegenüber, daß ihre Sprache weder langsam oder zögerlich ist, noch in kurzen Sätzen erfolgt, sondern daß sie statt dessen sehr flüssig sprechen, jedoch Probleme haben, den Erguß der Sprache zu kontrollieren. Menschen, die eine flüssige Aphasie haben, finden es oft recht schwierig, spezifische Äußerungen zu formulieren. Sie kämpfen eher mit dem Problem, bei der Beantwortung von Fragen präzise Informationen zu geben.

1.1.3 Die Aphasie kann in ihrer Ausprägung variieren

So wie die Aphasie verschiedene Formen annehmen kann, variiert sie auch in ihrer Ausprägung. Für einige Menschen, wie z. B. Jenny, bedeutet die Aphasie, daß sie gelegentlich Schwierigkeiten haben, Worte zu finden, die sie verwenden möchten, und daß sie vielleicht auch Probleme beim Lesen und Schreiben von komplizierten Sätzen haben. Bei anderen wiederum beeinträchtigt die Aphasie die Fähigkeit, zu verstehen, was gesagt wird, oder sie läßt selbst das einfachste geschriebene Wort unverständlich werden, und führt bei vielen zu der Konsequenz, daß sie entweder ganz schweigen oder ihren Wortschatz auf nur wenige Sätze reduzieren, die sie immer und immer wiederholen. Die Tatsache, daß die Aphasie so viele verschiedene Aspekte der

Sprache betreffen und so verschiedenartige Ausprägungen annehmen kann, macht es noch schwieriger, sie zu verstehen und zu erklären. Eine Aphasie ist niemals einfach oder unkompliziert.

1.1.4 Die Aphasie kann sich im Verlauf der Zeit verändern

Eine Aphasie kann sich mit der Zeit ändern. Ein Teil der Sprache kann in den Tagen, Wochen oder Monaten nach einem Schlaganfall zurückkehren, und auch die Sprech- und Sprachtherapie kann sehr effektiv dazu beitragen, Fähigkeiten wiederherzustellen, die schon verloren schienen. Trotzdem leiden sehr viele Menschen unter dem Gefühl, daß ihre Aphasie, langfristig betrachtet, nicht in dem Maße verschwindet, wie sie es gehofft hatten. Sie wird für immer und ewig bestehen bleiben, und sie, ihre Familien und Freunde werden mit der Aufgabe konfrontiert sein, mit einer Störung leben zu lernen, die jeden Aspekt des Lebens beeinflußt.

1.1.5 Die Aphasie beeinträchtigt nicht die Intelligenz

Sharon spricht einen ganz wesentlichen Punkt bei Menschen mit einer Aphasie an, wenn sie sagt: *„Mein Verstand ist hundertprozent ... Sprechen ist schlecht."* Hieraus ergibt sich eindeutig, daß Menschen mit einer Aphasie durchaus einwandfrei denken, sich erinnern und planen können, selbst wenn ihre Sprache nicht funktioniert. Die Aphasie verletzt die nach innen und außen verlaufenden Kommunikationslinien, nicht jedoch die Denkfähigkeit, die Intelligenz und die Erfahrung der daran erkrankten Person. Auch dies ist schwierig zu begreifen, besonders in einer Gesellschaft, die besonderen Wert auf die Kommunikationsfähigkeit durch Sprechen und Schreiben legt und diese Fähigkeiten sogar als ein maßgebliches Zeichen der Intelligenz einstuft.

In den Interviews, welche die Grundlage für dieses Buch bilden, werden viele dieser Merkmale der Aphasie deutlich. Einige der interviewten Menschen können sehr flüssig sprechen und zögern nur gelegentlich oder haben Schwierigkeiten, das richtige Wort zu finden, das sie brauchen. Andere reden sehr viel, haben jedoch Probleme, Dinge auf den Punkt zu bringen. Wieder andere kämpfen damit, einen Satz zusammenzufügen. Einige können nur ein oder zwei Wörter benutzen und müssen sich auf die Wirkung ihres Tonfalls, von Gestik und Mimik verlassen, um mitzuteilen, was sie sagen möchten. In den Zitaten dieses Buches werden die Stockungen, die beim Sprechen auftreten, durch Pünktchen (...) angezeigt. Wenn ein Satz oder ein Sprachblock ausgelassen werden, weil sie für den jeweiligen Punkt nicht relevant sind, wird dies durch einen Strich (—) verdeutlicht. In einigen Fällen war es notwendig, die Fragen des Interviewers zu wiederholen, damit sie verstanden wurden.

1.1.6 Wer bekommt eine Aphasie?

Während ältere Menschen mit größerer Wahrscheinlichkeit einen Schlaganfall erleiden und infolgedessen eine Aphasie entwickeln, können auch jüngere Menschen und selbst Kinder betroffen sein. Obwohl der Schlaganfall nicht in Verbindung mit einer bestimmten sozioökonomischen Gruppe gebracht werden kann, sind Mitglieder einiger Kulturen (z. B. die Menschen südasiatischer Herkunft) anfälliger für Diabetes, Herzkrankheiten und andere Probleme, die in Verbindung mit einem Schlaganfall stehen. Männer tragen im Vergleich zu Frauen ein etwas erhöhtes Risiko für Schlaganfälle. Generell können jedoch Menschen jeden Alters und jeder Herkunft von einem Schlaganfall und einer Aphasie betroffen werden, wie folgende Darstellungen zeigen.

Betty ist 76 Jahre alt, verwitwet und lebt alleine in Manchester. Sie hat als Büroleiterin gearbeitet, ist in Rente gegangen und hat sich auf ihre Neigung konzentriert, Artikel und Geschichten zu schreiben; außerdem hat sie einen Philosophiekurs an der Fernuniversität belegt. Sie hat vor 10 Jahren einen Schlaganfall erlitten. In einer Selbstdarstellung, wie sie vor ihrer Aphasie war, erläutert sie: *„Mir war immer bewußt, daß ich eine Besserwisserin war. — Ich konnte immer alles verstehen ... äh ... und am Ende konnte ich dann einen Satz sagen, der so einigermaßen ausdrückt, was ich sagen wollte. Da denke ich an Thomas von Aquin, der hat gesagt: 'Ich danke Gott, daß ich jedes Wort verstehen kann, das ich lese.' In sehr begrenztem Maße war ich auch so. Schreiben und Sprechen, das war mein Ding. Ich konnte die ganze Nacht erzählen und ich erfreute mich daran, wie — na ja, wie sich andere an Schokolade und Zimt freuen. So lebte ich damals."*

Cath ist 47 Jahre alt, verheiratet und hat zwei Kinder über 20 Jahre. Sie hatte als Hoteldirektorin in einer sehr abgelegenen Gegend gearbeitet, als sie ihren Schlaganfall erlitt. Wenn sie sich beschreibt, wie sie vor ihrer Aphasie war, verweist sie darauf, wie gut sie mit den Anforderungen ihrer Arbeit und mit ihrer Universitätsausbildung zurechtgekommen ist: *„Direktorin und Universität und viele Wörter und Schreiben und Lesen und Briefe verstehen und das kann ich jetzt nicht mehr."*

Kiran ist 37 Jahre alt, verheiratet und lebt in Birmingham. Er arbeitete als Oberlehrer, als er eine Hirnblutung erlitt, nach der sich eine Aphasie entwickelte. Er beschreibt sich selbst vor seinem Schlaganfall als „geschwätzig", als jemanden, der den Humor liebte und leicht zwischen den Sprachen hin- und herwechseln konnte: *"... unser Humor spielte in Pandschabi-Englisch"*, doch auch jemand, der seine Arbeit sehr ernst genommen hat: *"Ich habe einige Artikel über Pädagogik geschrieben. Und Sprache war für mich sehr, sehr wichtig."* Kirans Vorliebe für Humor, seine Geselligkeit und Sprache entwickelten sich während seiner Kindheit in Nordirland: *"Na ja, da wurde ich geboren, das ist eine Gegend für Schriftsteller. Deshalb ist Humor besonders wichtig, selbst jetzt — ich interessiere mich für Literatur — ich stamme aus einer katholischen Stadt und ich bin es nicht gewohnt, längere Zeit alleine zu sein."*

Fred ist 61 Jahre alt und lebt mit seiner Frau in Liverpool. Er war 41, arbeitete als Eisenbahnrangierer, seine beiden Kinder hatten ihre Schulzeit bereits fast beendet, als er seinen Schlaganfall erlitt. In seinem Bericht, wie er vor der Aphasie war, sagt er: *"Ich konnte Wörter wie 'altklug' schreiben, kann ich nicht mehr ... Ich habe gerne gelesen ... Bücher. Ich kann mich immer noch nicht auf Bücher konzentrieren, aufpassen. Ich lese Zeitung, aber keine Bücher. Ich liebte es ... lesen ... ganze Stapel von Büchern."*

Diese Beispiele verdeutlichen die Tatsache, daß jeder an einer Aphasie erkranken kann. Sie unterbricht das bisherige Leben, das sich um Arbeit, Interessen und Beziehungen drehte. Menschen, die aphasisch werden, haben in ihrer Vergangenheit Geschichten erlebt, die keinesfalls verschwinden, wenn die Sprache verlorengeht. Eine der vielen Herausforderungen, mit denen sie konfrontiert werden, besteht darin, eine Verbindung zwischen dem neuen, aphasischen Ich und jenem Menschen zu finden, der früher mit Vorliebe mit Freunden geplaudert oder Romane gelesen hat, dessen Arbeit Schreiben, Sprechen und Zuhören beinhaltet hat oder dessen witzige Kommentare wie aus der Maschinenpistole andere immer zum Lachen gebracht haben. Mit diesem Buch möchten wir untersuchen, in welcher Weise die Aphasie die vielen Aspekte des Lebens der daran erkrankten Menschen verändern kann, wir möchten auf die Barrieren eingehen, mit denen sie konfrontiert sind, und auf die unterschiedlichen Möglichkeiten, wie sie damit umgehen.

1.2 Der Beginn einer Aphasie

Menschen verschiedener Herkunft, aus verschiedenen Gegenden, Kulturen und Unterstützungssystemen, die wir interviewt haben, sprachen über ihre Aphasie aus ganz unterschiedlichen Blickwinkeln und über vielfältige Möglichkeiten, damit umzugehen. Doch trotz ihrer Verschiedenartigkeit und trotz der Tatsache, daß sie über Ereignisse sprachen, die Jahre zuvor stattgefunden hatten, konnte jeder von ihnen das alarmierende Erlebnis des Schlaganfalls detailliert beschreiben und das Drama und den Schock der ersten Augenblicke vermitteln. Bei einigen geschah dies als ein plötzlicher Zusammenbruch und ging mit dem Verlust des Bewußtseins einher, wie Lionel, ein früherer Priester, mit folgenden Worten beschreibt:

„Ich ... kam mit den anderen Priestern herein und mit den Sachen und ... plötzlich dachte ich, ist ja lustig ... äh ... das ist nicht richtig und ich stehe ... ich stand auf und ging zur Tür und wissen Sie, daß ... Ich weiß nicht, ich bin hingefallen und das war's. Ich kann mich an gar nichts mehr erinnern."

In einigen Fällen war der Lebensgefährte der aphasischen Person der erste, der entdeckte, daß irgend etwas nicht stimmte:

„Heimfahren .... Nachrichten schauen, dann Tisch decken, wissen Sie und um 11 Uhr ... äh ... na ja, gingen wir nach oben zum Schlafen. Und am Morgen machte meine Frau den Tee ... 8 Uhr ... 8 Uhr, sie schüttelt mich, schüttelt und schüttelt. Keine Antwort, tot. Schnell mit Infusionen in ein Londoner Krankenhaus gebracht worden..."

Robert

„Äh ... nachts ... äh ... zu Hause, müde und schläfrig ... fürchterlich ... äh ... Sonntag. Sonntag und morgens, ich schüttele sie, nichts Antwort."

Ken

Einige Menschen bleiben eine bestimmte Zeit bei Bewußtsein und können sich deutlich daran erinnern, wie der Schlaganfall aufgetreten ist, und selbst an die ersten Anzeichen ihrer Aphasie:

„Ganz plötzlich, ich fing an zu schwitzen und ... äh ... und ... äh ... dann konnte ich nicht mehr ... 'Als', sagte ich, 'als ... als ... als ... Äh ... Ich schämte mich vor meinen Freunden, dafür, daß sie zu meiner Einladung gekommen sind — und ich wollte, daß sie sich wohl fühlen. Und dann blieb ich bei 'als' stecken. Je mehr ich mich schämte, desto ängstlicher wurde ich und das war ein Teufelskreis. Und ich war nicht ... ich bin sonst ein Kämpfer. Also dachte ich: Verdammt nochmal, ich muß jetzt kämpfen, ganz egal, was es ist. — Zu diesem Zeitpunkt war ich naßgeschwitzt und ... äh ... ich wußte nicht, was passiert war, doch ich sorgte mich mehr um meine Freunde. Meine Frau kam dann und ... äh ... ich bekam zum ersten-

mal richtig Angst. Und ich hatte das Gefühl, zu verlieren ... äh ... und ich habe mich so richtig schlecht gefühlt..."

Kiran

Alle außer einer der 50 Personen, die an dieser Studie teilnahmen, waren ins Krankenhaus eingewiesen worden, als sie ihren Schlaganfall hatten, und manche wurden zur Behandlung und zur Rehabilitation in verschiedene andere Krankenhäuser verlegt. Die Dauer der Krankenhausaufenthalte war unterschiedlich lang, der kürzeste Aufenthalt betrug 5 Tage und der längste 14 Monate. Deshalb war es immer in der Krankenhausumgebung, als die Menschen zum erstenmal zu realisieren begannen, daß etwas mit ihrer Sprache nicht mehr stimmte. Das nächste Kapitel beginnt mit diesen frühen Erfahrungen und Gedanken, Gefühlen und Ängsten bezüglich der Aphasie und der körperlichen Probleme, die durch einen Schlaganfall entstehen können.

2 „Ist beängstigend. Ist beängstigend." – Die ersten Erfahrungen mit einem Schlaganfall und einer Aphasie

Im Anschluß an die nach einem Schlaganfall übliche Somnolenz variieren die Reaktionen, wenn die aphasischen Personen beginnen, sich über ihre Situation klar zu werden. Einige beschreiben das erste Realisieren dieser Ereignisse als heftigen Schock, *„wie der Absturz aus einem Flugzeug"*. Andere erinnern sich daran, daß sie nach dem Zusammenfügen der Geschehnisse ein Angstgefühl hinsichtlich der weiteren Entwicklung ihrer Zukunft erlebten. Wieder andere sind verwirrt und unsicher. Manche fühlen sich eingesperrt, abgeschnitten und einsam. Oder sie erleben ein Gefühl, als seien sie wieder in das Babyalter zurückgefallen, wenn sie von einer Armee von Pflegenden und Therapeuten gewaschen, gehoben, bewegt und bearbeitet werden und dabei nicht sprechen können:

„Das ... äh ... keine Sprache nichts ... vielleicht ein Satz und ... äh ... und die körperliche Seite ... äh ... der Arm und das Bein ... äh ... und immer in den Rollstuhl ... äh ... der ... äh ... Physiotherapeut kommt ins Krankenhaus ... die Station ... äh ... ein-, zweimal am Tag und ... äh ... der Beschäftigungstherapeut und der ... oh ... in der Küche und das Bad und die Dusche und das Zeug ist er ... äh ... äh ... vielleicht wie ein Neugeborenes und solches Zeug ..."

Sharon

Die Reaktionen, die von Furcht bis Amüsiertsein, von Verzweiflung bis Freude, von Schock bis Distanziertheit reichen, verweisen darauf, daß man in den ersten Tagen nach einem Schlaganfall nicht vorhersehen kann, wie der jeweilige Patient reagieren wird. Gerade wegen der Aphasie kann es für eine Person sehr schwierig sein, ihre Gefühle und Bedürfnisse anderen mitzuteilen. Folglich wissen diejenigen, die einen aphasischen Menschen zu versorgen haben, in manchen Situationen gar nicht, welche Art von Hilfe sie anbieten sollen.

Einige erste Reaktionen auf den Schlaganfall:
- *„Ist beängstigend. Ist beängstigend."*
- *„Ich war irgendwie ganz glücklich, denn ich verstand nicht, was um mich herum vorging."*
- *„Unglaublich, so schrecklich."*
- *„Alles war aus meinem Gehirn gewaschen."*
- *„Ich war völlig leer."*
- *„Traumwelt. Ich war ganz benommen."*
- *„Ich fand es lustig."*
- *„Wo bin ich? Was ist passiert?"*
- *„Mir war, als wäre ich gestorben."*
- *„Es war wie ein Schlag mit 100 km/h."*
- *„Alles ging über meinen Kopf hinweg."*
- *„Jeder redete auf mich ein."*
- *„Ich kam innerlich gar nicht mehr zurecht."*
- *„Ich war entzückt über die ganze Aufmerksamkeit."*
- *„Ein Neugeborenes."*
- *„Ein großes Kinderbett. Ganz gefangen ... um mich herum eingezäunt."*

2.1 „Mein verdammter Körper funktionierte nicht mehr" – Die körperlichen Nachwirkungen eines Schlaganfalls

Im Verlauf der ersten paar Tage beginnen einige der unmittelbaren körperlichen Auswirkungen des Schlaganfalls sichtbar zu werden. Wie bei der Aphasie können die Ausprägung, das Ausmaß und die Natur der körperlichen Störung nach einem Schlaganfall erheblich variieren. Die meisten Menschen, die an dieser Studie teilgenommen haben, litten anfangs unter einigen körperlichen Auswirkungen. In manchen Fällen waren diese auf das Gefühl beschränkt, daß irgend etwas nicht stimmt: *„...eine meiner Hände schien nicht wie die andere zu reagieren — Und ich wußte, ich fühle mich anders."* Bei anderen wurden die gravierenden körperlichen Folgen jedoch sehr schnell sichtbar. Dazu gehören die *Lähmung (Paralyse)* oder *Schwäche der Gliedmaßen, Sensibilitätsverlust, Schluckbeschwerden* und *Weinen*.

2.1.1 Lähmung, Schwäche und Sensibilitätsverlust

Zu den körperlichen Folgen eines Schlaganfalls kann eine Lähmung oder Schwäche gehören, die meistens auf eine Seite des Körpers beschränkt ist; darüber hinaus können Sehprobleme, ein Taubheitsgefühl oder ein Gefühl des Kribbelns auftreten. Diese Symptome können die Fähigkeit eines Menschen beeinträchtigen, bestimmte Bewegungen auszuführen, die für Funktionen wie Sitzen, Stehen, Aufheben von Gegenständen, Gehen und Drehen erforderlich sind. Deshalb kann es nach einem Schlaganfall schwierig sein, ganz alltägliche Dinge zu verrichten, wie etwa eine Tasse zum Trinken hochzuheben oder zur Toilette zu gehen.

2.1.2 Schluckbeschwerden

Die Schwäche und Lähmung der Muskeln von Gesicht, Mund und Kehlkopf führen nach einem Schlaganfall oft zu Schluckbeschwerden. Flüssigkeiten sind besonders schwer zu kontrollieren und führen immer wieder dazu, daß man sich bekleckert. Die Sprache des betroffenen Menschen kann undeutlich werden, wenn die Muskeln von Lippen, Zunge, Kehlkopf und Gaumen betroffen sind. Darüber hinaus kann die Muskelschwäche auch dazu führen, daß eine Gesichtshälfte herunterhängt und so die äußere Erscheinung einer Person verändert wird.

2.1.3 Weinen

Ein Problem, mit dem viele Menschen besonders in den ersten Tagen nach einem Schlaganfall konfrontiert sind, ist die Neigung zu unkontrolliertem Weinen. Dies scheint eine häufige Erfahrung zu sein und bedeutet nicht immer, daß der Betreffende traurig oder betrübt ist, obwohl viele Menschen erschüttert sind, wenn sie zu realisieren beginnen, was geschehen ist. Offensichtlich beeinträchtigt ein Schlaganfall die Fähigkeit der Betroffenen, das Weinen zu kontrollieren. Es kommt sehr leicht zu Tränen, selbst bei freundlichen Kommentaren, Äußerungen der Zuneigung oder Anteilnahme oder einfach bei Sendungen im Fernsehen: *„... ein Teil des Films, wenn es traurig ist, und mein Gott, das war's dann."*

2.2 „Wie würdest du dich fühlen?" – Erste Reaktionen auf die körperliche Störung

Die direkten Reaktionen auf die Realisierung der körperlichen Störung variieren von Mensch zu Mensch. Gefühle wie *Schock, Wut, Frustration* und *Verzweiflung* sind sehr häufig, besonders als Reaktion auf gravierende Mobilitätsprobleme. Viele Menschen, selbst jene, die offensichtlich nur unter minimalen körperlichen Einschränkungen leiden, erinnern sich an ihre früheren Fähigkeiten mit einem Gefühl der Trauer und des Verlustes:

„*Im ersten Jahr dachte ich, ich drehe durch, weil ich doch wußte, ich war früher körperlich fit und alles.*"

Vincent

„*Du bist perfekt. Du bist perfekt. Und dann bist du plötzlich gelähmt. Wie würdest du dich fühlen?*"

Govi

Für einige ist die Beschämung, sich selbst unkontrolliert kleckern oder weinen zu sehen, ebenso aufreibend wie ihre Frustrationen über die begrenzte Mobilität:

„*Ich habe hier so gesessen und plötzlich fängt es an, wissen Sie, ich kann es nicht stoppen. Dann kommen die Tränen und Fernsehen und das und Kinder oder Ältere oder alles, was so ist — Ich habe mich ein bißchen geschämt, wissen Sie, weil ich vor anderen geweint habe.*"

Ted

Manchmal können die körperlichen Veränderungen sogar zu einem Gefühl des *Identitätsverlustes* führen, besonders wenn die persönliche Erscheinung betroffen ist. Dies gilt insbesondere dann, wenn der Gesichtsausdruck infolge der Muskelschwäche verändert ist. Rebecca beschreibt dies folgendermaßen:

„*Ich weiß nicht, ob es so ist, weil man irgendwie vollständig anders aussieht ... man verliert seine Normalität, nicht wahr, wenn das Gesicht runterhängt?*"

Körperliche Störungen infolge eines Schlaganfalls können mit der Zeit und durch die Hilfe physikalischer Therapien gelindert werden. Jene Menschen, die unter gravierenden und langfristigen körperlichen Auswirkungen leiden, haben oft das Gefühl, daß es wohl eine Ewigkeit dauern wird, bis man sich an die Veränderungen gewöhnen kann:

„Ich vergleiche mich immer ... wenn ich vor einem Spiegel stehe. Ich sehe mich als Kiran Mark eins. Aber ich bin Kiran Mark zwei."

2.3 „Ich ... stumm" – Erste Realisierung der Aphasie

So beunruhigend die unmittelbaren körperlichen Auswirkungen eines Schlaganfalls auch sein mögen, so scheint doch die Realisierung, daß etwas mit der Sprache passiert ist, für jeden Betroffenen scheinbar eine weitaus erschütterndere Erfahrung zu sein. Der Verlust der Fähigkeit zu sprechen wird im allgemeinen deutlich, wenn jemand darum kämpfen muß, seine Gedanken auszudrücken, obwohl es manchmal eine gewisse Zeit dauert, bis er erkannt hat, daß seine Mitteilung nicht verstanden wird: *„Ich habe das nicht gemerkt. Ich dachte, ich spreche richtig."* Andere stellen fest, daß sie überhaupt nicht mehr sprechen können:

„Ich komme mit den Wörtern nicht klar — überhaupt keine verdammte Sprache mehr."

Robert

„Sprechen ... leer ... leer ... neu anfangen ... durcheinander."

Ken

Die Schwierigkeit mit dem Sprechen scheint ganz besonders erschütternd zu sein, wenn man wichtige Wörter nicht finden kann, z. B. die Namen von Freunden oder Familienangehörigen. Für einige Menschen hat selbst der Versuch, den Namen eines anderen zu formulieren, keine Aussicht auf Erfolg, weil sie nicht aufhören können, ständig ein einzelnes Wort oder denselben Satz zu sagen. Ken zum Beispiel konnte anfangs nur das Wort *„Frage"* ständig wiederholen, während Collin auf *„Verdammt noch mal!"* und *„Laßt uns einen heben!"* beschränkt war. Bemühungen, durch Schreiben zu kommunizieren, sind oft ebensowenig erfolgreich: *„Mein Mann sagte: 'Versuche aufzuschreiben, was du möchtest.' Aber ich konnte nur Kringel malen ..."*

Das Unterfangen der Bewältigung von ganz normalen Tätigkeiten des Krankenhauslebens, wie etwa das Ankreuzen des gewünschten Menüs für den nächsten Tag, das Lesen einer Zeitschrift oder die Auswahl eines Buches aus dem Büchereiwagen, konfrontiert manche Menschen mit der Tatsache, daß auch ihre Fähigkeit zu lesen betroffen ist. Für Rose war dies das erste Anzeichen, daß sich etwas Fundamentales verändert hatte:

„Ich fühlte mich so hilflos und das kam nicht raus und ... äh ... ich sagte, ich kann nicht lesen ... ich kann die Symbole nicht verstehen ... äh ... die ... Schrift. Ich konnte darauf schauen, aber es nicht lesen. Und das war so beängstigend für mich, weil ich ja natürlich vorher lesen konnte und die Leute würden mir weiterhin Zeitschriften bringen und ... und ... ich wollte sagen ... äh ... ich meine laut ... äh ... Danke und ich konnte es aber nicht lesen. Ich meine, ich konnte überhaupt nichts lesen."

2.4 „Ich konnte nicht sagen, was falsch war." – Aphasie und Krankheit

Angst und Unsicherheit sind häufige Reaktionen auf Krankheiten, vor allem wenn sie so plötzlich, dramatisch und unerwartet auftreten wie ein Schlaganfall. Im allgemeinen ist es möglich, die Angst mit Hilfe der Sprache zu bewältigen und in gewissem Maß zu unterdrücken: Fragen stellen, um Informationen über die Ursache und Art des Zustandes zu erhalten, die Prognose verstehen, herausfinden, was im Hinblick auf die Dauer des Krankenhausaufenthaltes und die vorgesehenen Behandlungen zu erwarten ist und Trost und Beruhigung erhalten und verstehen. Viele Menschen, die unter einer Aphasie leiden, sind oft jedoch nicht fähig, auf diese Weise mit ihren Ängsten und Unsicherheiten umzugehen. Sie finden es sehr schwierig, um Hilfe zu bitten, herauszufinden, was geschehen ist und wie die weiteren Aussichten sich darstellen, Antworten auf die Fragen von Pflegenden und Ärzten zu geben und ihre Sorgen zum Ausdruck zu bringen. Von Anfang an bedeutet die Aphasie, daß die Betroffenen nur wenig Kontrolle über ihre Krankheit ausüben können:

„Ich vermute, irgendwann kam die Visite, weil ... ich erinnere mich nicht ... sie ... äh ... die Worte ... ich konnte nicht sprechen, wissen Sie. Nicht kommunizieren und ... äh ... äh ... dann begann er wieder zu reden, um ... äh ... aber er hat mit mir gesprochen ... schneller. Ich konnte nicht verstehen, was er ... äh ... langsam, langsam, langsam."

2.4.1 Unsicherheit über den Zustand

Manche Menschen wissen genau, daß sie einen Schlaganfall erlitten haben, vielleicht weil sie früher Zeuge waren, als ein Freund oder Verwandter das gleiche durchgemacht hat. Andere, die nicht auf diese Erfahrung zurückgreifen und diese Information nicht nutzen können, versuchen, sich ihre Symptome zu erklären, und ziehen völlig falsche Schlußfolgerungen. So dachte z. B. Rebecca: *„Ich bin verrückt."* Und für Mike war es, als wenn er: *„... ziemlich doof ist. Wie ein Schulkind."* Charles beobachtete die Reaktionen der Umstehenden auf ihn, und er erinnert sich daran, daß er das Gefühl hatte: *„Ich glaubte, die dachten, ich sei bekloppt."*

In einigen Fällen wird der Eindruck, daß das Problem durch eine mentale Erkrankung verursacht wird, bei den Begegnungen mit dem medizinischen und therapeutischen Team noch verstärkt.

Da er noch nicht verstanden hatte, was mit ihm geschehen war, und deshalb den Sinn seiner Behandlungen nicht begreifen konnte, hatten die ersten Erfahrungen mit der Sprach- und Sprechtherapie den Effekt, daß **Alf** sich ärgerte. Er hätte Informationen benötigt, die er jedoch nicht erhalten hat. Dann wurde er mit einer Reihe von Aktivitäten konfrontiert, die ihm seltsam und sinnlos erschienen. Es entwickelte sich bei ihm der Verdacht, daß man mit dieser Therapie seinen mentalen Zustand überprüfen wollte: *„Sie und ich entwickelten eine gegenseitige Abneigung, sobald wir miteinander sprachen, weil sie versuchte, mich Dinge tun zu lassen, die ich nicht wollte, und ich sagte dann: 'Warum um Himmelswillen sollte ich auf sie hören?' Und sie machte meistens ... und dann mit den Karten, wir hatten normalerweise Karten und 'Warum schaltet dieser Mann in einen anderen Gang?' ... und ich sagte dann immer: 'Woher soll ich das wissen?' Langsam, Zeitlupe, weil ich ziemlich ... nicht sehr gut war im Sprechen, also es war wieder Sprechen lernen und fing an: 'Aber ... aber ... aber ... warum ... ich ... nicht ... äh ... krank?' Mehr Kauderwelsch und wir haben immer gestritten — Denn eigentlich dachte ich, jemand versucht, aus mir einen Idioten zu machen. Wie haben sie das Wort genannt? Analph ...? ... Wenn man nicht lesen und schreiben kann — Sie versuchten, etwas zu machen, das ... ich wußte, das war falsch und ich ... wenn irgend jemand versucht, das mit mir zu machen, bin ich der erste, der etwas verändern möchte. Und ich dachte zuerst, sie wollten mich in eine Irrenanstalt bringen."*

Aphasie

2.4.2 Verwirrung über die Rolle der Gesundheitsfachleute

Viele fühlen sich verunsichert, wenn sie wie Alf nicht nach Informationen fragen können oder diese nicht verstehen, und durchschauen nicht, welche Rolle die Personen eigentlich spielen, die mit ihrem Körper und mit ihrer Sprache arbeiten und sie während des Krankenhausaufenthaltes versorgen. Die Unterschiede zwischen Physiotherapeuten, Beschäftigungstherapeuten, Sprech- und Sprachtherapeuten, Pflegenden und Sozialarbeitern sind möglicherweise schwer durchschaubar, besonders für jene, die eine Krankenhausumgebung bisher noch nicht kannten. Es ist nicht einfach, dies ohne Sprache auszudrücken, wie Trevor erklärt:

„Ich ... ich ... konnte sie nicht fragen, wer sie waren. Ich hatte keinen Schimmer, wer sie eigentlich waren. Das macht dich ganz bekloppt, wenn man das nicht kann."

Wie die Aphasie die Erfahrung des Umgangs mit der Krankheit beeinflußt

- ■ Schwierigkeiten beim Formulieren eines Anliegens oder beim Erfragen von Informationen: „Ich dachte, ich habe dem Arzt eine Frage gestellt, aber das habe ich nicht."
- ■ Schwierigkeiten beim Verständnis bestimmter Äußerungen: „... er redete sehr schnell mit mir."
- ■ Unsicherheit über die Aussichten und die Behandlung: „Ich dachte, das dauert eine Woche, oder zwei."
- ■ Unsicherheit über die Art des Zustandes: „Ich dachte, ich werde verrückt."
- ■ Verwirrung über die Rolle der Gesundheitsfachleute: „Ich hatte keinen Schimmer, wer sie eigentlich waren."

2.5 *„Heruntergekommen"* – Erste Reaktionen auf die Aphasie

Wenn die Betroffenen beginnen, die Natur und die Auswirkungen ihrer Sprachstörung zu verstehen, können sie auf sehr unterschiedliche Weise reagieren, mit teilweise sehr starken und emotionalen Gefühlen. Aufgrund der Aphasie ist es oft nicht möglich, diese starken Gefühle zu bewältigen, indem man sie anderen mitteilt und zu erklären versucht. Sie stauen sich in dem aphasischen Menschen auf.

2.5.1 Angst und Furcht

Bei den meisten Menschen löst die Erfahrung der Aphasie Angst aus. Ein Teil der Furcht kann aus dem sich verfestigenden Bewußtsein dafür entstehen, was man verloren hat. Ein anderer Teil erwächst aus der Unsicherheit darüber, was eigentlich geschehen ist, und ob sich der Zustand vielleicht noch weiter verschlimmern wird. Darüber hinaus wurzelt die Angst oft in der Sorge über die langfristigen Zukunftsaussichten:

„Ich war verzweifelt, weil ich dachte: Mein Gott ... was wird denn aus meinem Job?"

Rebecca

„Ich konnte mir gar nicht vorstellen, wie es jetzt weitergehen sollte."

Christopher

Andere sind wegen ganz konkreter Probleme bedrückt, ob sie z. B. jemandem die Tatsache mitteilen können, daß sie zur Toilette gehen müssen, oder ob sie im Bett einnässen werden.

2.5.2 Wut und Frustration

Die Frustration darüber, nicht mehr kommunizieren zu können, führt häufig zu Gefühlen der Wut. Jack ballt die Faust, wenn er über seine gegenwärtigen Gefühle gefragt wird, und Pearl erinnert sich:

„Ich wurde fast verrückt. Ich wurde verrückt hier, daß ich es nicht rauskriege — Wenn ich etwas sagen wollte äh ... und dann kam auf einmal alles raus ... Kauderwelsch ... äh ... und ich wußte, was ich sagen wollte, aber ich konnte es nicht sagen, und das machte mich ganz verrückt — wütend auf mich selbst."

Die Wut und die Frustration können noch zunehmen, wenn sich die Betroffenen nicht selbst in Worten äußern und erklären können. Sie können sich jedoch durch andere Mittel verständigen: auf den Tisch schlagen, weinen, schreien und fluchen. **Les** mußte erkennen, daß — während *„andere Worte hoffnungslos waren"* — er *„laut und deutlich fluchen konnte"*. Er stellte dies auch bei anderen Personen fest. Während es manchmal für aphasische Menschen unmöglich ist, die Worte zu finden, die sie äußern möchten, scheint es weniger schwierig zu sein, ein paar Flüche von sich zu geben. Wie manche damit kämpfen, ihr Weinen zu kontrollieren, ist es für andere unmöglich, den

Strom der Flüche einzudämmen. Dies kann für jemanden zutiefst beschämend sein, besonders wenn er vor seinem Schlaganfall nur selten geflucht hat.

2.5.3 Erschütterung

Ein übermäßiges Bewußtsein des Verlustes verursacht bei einigen ein Gefühl der totalen Entmutigung. Govi litt so stark unter seiner Aphasie, daß er lieber aufgeben wollte: *„Oh, mein Gott. Ich möchte sterben — wenn ich nicht sprechen kann — Weil ich so nicht leben kann."*

Für Betty hatte der Verlust der Sprechfähigkeit, die so zentral für ihr Leben war, eine traumatische Auswirkung. Dies wurde noch durch die Tatsache verschlimmert, daß sie für eine Genesung keinerlei Zukunftsperspektiven erkennen konnte: *„Ich war absolut am Boden zerstört. Ich kam zu mir und erkannte, daß sie verschwunden war und niemand konnte mir sagen, wann sie wieder käme ... äh ... ich vermute, sie wußten es nicht."*

2.5.4 Isolation

Wenn die Betroffenen unfähig sind, die aufgrund ihrer Aphasie ausgelösten Gefühle anderen mitzuteilen, fühlen sich viele isoliert und von der Umwelt abgeschnitten. Aphasische Menschen nutzen eindrückliche Bilder, um dieses Gefühl der Isolation zu vermitteln, wenn sie sich selbst *„in dieser einsamen Hülse wie in einem Kokon wiederfinden und innerlich nicht mehr zurechtkommen"*. Das Wort *„Heruntergekommen"*, das Roger benutzt, um seine Gefühle zu beschreiben, vermittelt seine Gefühle der Erschütterung, des Verlustes und der Einsamkeit.

2.6 *„Ich erzählte ihr. Ich erzählte ihr."* – Andere Menschen und Aphasie

Bei einigen Menschen entsteht die Wut nicht so sehr aufgrund ihrer Frustrationen über die eigenen Versuche zu kommunizieren, sondern als Reaktion auf die Art und Weise, wie andere Menschen, einschließlich ihrer Familienangehörigen und der Gesundheitsfachleute im Krankenhaus, auf ihre Schwierigkeiten bei der Kommunikation reagieren. Eine der häufigsten und ärgerlichsten Erfahrungen ist, daß *„über einen hinweggeredet wird"*. Für Martha, eine ehemalige Ärztin, war dies ganz besonders ärgerlich:

„Ist beängstigend." – Die ersten Erfahrungen mit einem Schlaganfall

„*Ich war wütend über die Schwestern, weil ... na ja, zwei Schwestern kamen an jede Seite meines Bettes und sie ... sie ... sie redeten ... über mich ... hinweg ... nie ... nie dachten sie dabei überhaupt an mich. Ich konnte nicht helfen ... wissen Sie, ich konnte zu dieser Zeit nicht sehr gut sprechen. Ich war wütend mit, wissen Sie — normalerweise bin ich diejenige, die das Sprechen übernimmt.*"

Viele Menschen teilen diese Art von Erfahrung und beschrieben sie zornig.

Fred hatte das Gefühl, daß die Leute, die im Krankenhaus mit ihm sprachen, sich nie darum bemüht haben, ihm zu helfen, seine verfügbaren Kommunikationsfähigkeiten zu mobilisieren. Statt dessen wurde „*über ihn hinweggeredet*", er fühlte sich ausgestoßen und zur Seite geschoben: „*Die Menschen konnten meine Sprache überhaupt nicht verstehen ... aber ich konnte immerhin 'ja' und 'nein' sagen ... Dinge, die ... die Leute verstehen können. Sie hätten mir helfen können, wenn sie mit mir gesprochen hätten, das hätte mir geholfen. Ja. Selbst der Arzt kam herein und stellte meiner Frau Fragen, nicht mir. Er kam rein und fragte: 'Wie geht es Ihnen heute?' Wie geht es ihm heute? Ich saß daneben, schwieg — ich versuchte, ihm zu sagen: 'Frag mich. Frag mich.' Aber zu diesem Zeitpunkt ... sagte er zu ihr: 'Hat er heute Nacht gut geschlafen?' Und ich wußte die Antwort darauf. Aber er hat sie gefragt: 'Und war er heute mürrisch?'*" Neben der Frustration mit solchen Erlebnissen litt Fred besonders unter der Demütigung, daß er der Schwester nicht mitteilen konnte, wenn er zur Toilette gehen mußte. Selbst 18 Jahre nach diesen Ereignissen löst die Erinnerung an die Geschichte immer noch Zorn bei ihm aus: „*Sie versuchten, mit mir auf dem Gang hin- und herzugehen. Ich konnte damals kaum gehen. Ich kann mich daran erinnern. Ich versuchte, der Schwester zu sagen, daß ich dringend zur Toilette gehen mußte. Aber keiner konnte ... äh ... sie zog mich weiter über den Gang. Ich mußte es dann dort im Stehen tun. Ooh ... ich erinnere mich daran. Es war fürchterlich — Und die Schwester sagte zu mir, als es lief, sagte sie ... in die Hose gemacht ... sie sagte: 'Warum haben Sie mir nichts gesagt?' Und ich war ... ich ... ich hatte es ihr gesagt. Ich hatte ihr gesagt: 'Ich möchte nochmal zurück zur Toilette gehen.' Aber keiner hörte mir zu.*"

Genau wie bei der Erfahrung, daß über einen hinweggesprochen wird, hat Cath erleben müssen, wie auf sie von oben herab gesprochen wurde. Sie beschreibt, wie einige aus dem Krankenhausteam ihr das Gefühl vermittelten, sie sei ein kleines Kind, wenn sie versuchten, sie dazu zu bringen, nach den Dingen zu fragen, die sie brauchte:

"Wütend, wütend ... richtig geschlagen, aber nicht — Ein richtiges Mädchen, ein Mädchen. 'Toilette? Hä? Hä? Du Toilette? Nein? Oder Toilette? Oder etwas, daß Sie kennen — Ja, oh und gehen, können Sie gehen. 'Ja sag, sag, sag schon.' Warum sollte ich?"

2.7 „Du mußt einfach was tun" – Anfangen, damit zurechtzukommen

Als Reaktion auf die Gefühlsausbrüche wegen der unsicheren und frustrierenden Umstände, in denen sie sich befinden, beginnen viele aphasische Menschen schnell, ihre Ressourcen zu mobilisieren, um nach Möglichkeit mit den Ereignissen zurechtzukommen. In einigen Fällen bewährt sich das Zurückgreifen auf frühere Erinnerungen und Erfahrungen, indem sie versuchen, anhand ihres Erfahrungsschatzes Erläuterungen zu finden. Häufig sind sie, wenn sie keine Sprache mehr zur Verfügung haben, von dem Respekt und der Sensibilität von Betreuungspersonen abhängig, um sich aufzumuntern und sich selbst das Gefühl zu vermitteln, daß ihre Situation immer besser unter Kontrolle zu bekommen. Das Herausfinden von praktischen Lösungen für die Kommunikationsprobleme hilft genauso wie der Kontakt mit anderen Menschen, die die gleiche Situation bewältigen müssen.

2.7.1 Sich selbst Mut machen

Bei dem Versuch, über den anfänglichen Schock des Schlaganfalls hinwegzukommen, versuchen einige Menschen, sich selbst Mut zu machen und setzen dafür ihren ganzen Willen und ihre geballte Entschlossenheit ein: *„Ich sagte mir: 'Ich möchte, daß es mir wieder besser geht', wissen Sie. Du mußt einfach was tun ..."*

Wenn diese Art Gespräch nicht möglich ist, sei es aufgrund der Aphasie oder wegen des übermäßigen Leidens, sollte es von anderen angeregt werden. Als Govis Freundin ihn an seine Verantwortung erinnerte, eröffnete sie für ihn den Kampf mit dem Sprechen, den er selbst nicht aufnehmen konnte. Und weil sie seine Verzweiflung verstand und anerkannte, half sie ihm, sich weniger überfordert zu fühlen:

„Dieses Mädchen sagte zu mir: 'Na gut. Was passiert ist, ist passiert. Okay? Du mußt dich jetzt an Dein Leben anpassen. Denn was passiert ist, ist passiert. Und denke an dich ... an mich ... und an Deine Kinder. Ja?' Dann fühlte ich mich besser, viel besser."

2.7.2 Zurückgreifen auf frühere Erlebnisse

Manche Menschen, die durch ihre vergeblichen Bemühungen, mit anderen zu sprechen und sie zu verstehen, frustriert sind, versuchen, auf frühere Ereignisse zurückzugreifen, um auf diesem Wege die aktuellen Geschehnisse zu verstehen. Edward fand eine Orientierung, als er daran zurückdachte, daß er im Zweiten Weltkrieg einmal fast erblindet war. Das Reflektieren dieser Erfahrung eröffnete ihm eine Perspektive, aus der er die Erfahrung des Schlaganfalls beurteilen konnte:

„Ich denke, es gibt viele Dinge, an die man denkt ... ich meine, das Leben ist eine Reihe von Erfahrungen und deshalb hat man auch schon schlimme Erfahrungen gemacht, an die man sich erinnern kann. Ich meine, im Krieg war ich fast erblindet und ich bin doch wieder gesund geworden ... Aber ich versuche, daran zu denken, wenn ich schon wieder ein bißchen sehen kann und ein bißchen sprechen kann ... ist es besser als ... deshalb ist das Ganze relativ — Es war nicht gut, aber auf der anderen Seite könnte es noch schlimmer sein ..."

2.7.3 Sensibilität und Respekt von anderen

Bei manchen Menschen kann das Gefühl der Isolation, Machtlosigkeit und Angst durch den Kontakt mit anderen gelindert werden, vorrangig natürlich mit dem Gesundheitsteam und den Familienangehörigen, wenn diese versuchen, zu verstehen, was sie gerade durchmachen, und wenn sie ihre Lage anerkennen. Diese Art von positivem Kontakt kann sich in vielen Formen äußern. Respektvolles Verhalten wurde von allen geschätzt, die es erleben durften. Wenn ein aphasischer Mensch mit Sensibilität behandelt wird, fühlt er sich anerkannt, obwohl er vielleicht vollkommen unfähig ist, zu kommunizieren. Begegnungen wie die von Lionel beschriebene stehen in deutlichem Kontrast zu den leider häufigen Erfahrungen, bei denen über einen hinweggeredet wird:

„Ja wirklich, der Doktor, ja ich war ganz überrascht, weil der Doktor wirklich mit mir sprach — im Krankenhaus sprach er zu mir und ich ... versuchte, etwas ich zu sagen, was war es? Äh, nein ich erinnere mich nicht mehr genau daran, aber ... äh ... der Doktor fragte mich und ich dachte: Ja gut. Ja, ja."

2.7.4 Vergleich mit anderen

Manche Menschen können eine bessere Orientierung für ihre eigene Situation erreichen, wenn sie andere Patienten auf der Station beobachten. Obwohl der Vergleich mit einem Menschen, der vielleicht viel stärker betroffen ist, bewirken kann, daß man sich danach irgendwie besser fühlt, kann es im Gegensatz dazu auch eine deprimierende Wirkung haben, besonders wenn der Betreffende selbst sehr krank ist und sehr stark leidet. Für jüngere aphasische Menschen kann die Verlegung auf eine Station mit älteren Menschen beängstigend und beunruhigend wirken, denn es kann suggerieren, daß die frühere Lebensweise und Identität vielleicht völlig verschwunden sind. Dieses Gefühl der Abschiebung wird auch nicht dadurch gelindert, daß alle Personen, die einen Patienten versorgen, vom anderen Geschlecht sind:

„Es waren alles Frauen und es war und ... alle ... ich war der Jüngste, wissen Sie, damals. Ich war 43 Jahre alt. Und die anderen waren ziemlich altersschwach. Sie schliefen immer, und redeten nicht mit mir. Keiner interessierte sich für Fußball. Keiner interessierte sich überhaupt für Sport. Sie wollten darüber gar nichts wissen."

Fred

2.7.5 Erfahrungen mit anderen in der gleichen Situation teilen

Andere Personen zu treffen, die sich in einer ähnlichen Situation befanden, machte die Krankenhauserfahrung für Rebecca leichter erträglich:

„Ja, ja, wir verursachten tatsächlich ein bißchen Aufruhr, weil wir immer hier saßen und uns über ganz blöde Dinge kaputtlachten. — Na ja, gut ... einfach die Situation, in der wir alle waren. — Wissen Sie, es war manchmal einfach wirklich witzig ... einfach die Dinge, die man tut und über die man spricht, wenn man im Krankenhaus ist. Das ist eine eigenartige Situation, die einen zusammenschweißt, und man muß irgendwie damit zurechtkommen. Man macht sich gegenseitig Mut."

Der positive Effekt der Gesellschaft mit anderen Menschen erlaubte Rebecca, kritischer zu beurteilen, was ihr im Krankenhaus geschehen ist, und zu spüren, daß sie nicht alleine war.

2.7.6 Problemlösungsansatz für die Kommunikationsprobleme

Einige Menschen haben die positive Erfahrung gemacht, Gesundheitsfachleuten zu begegnen, die ihnen dabei helfen konnten, eine entsprechende Kommunikationsmöglichkeit zu finden. Selbst das Gefühl, daß die Kommunikationsversuche wenigstens teilweise verstanden werden, kann die Empfindung der Isolation, die durch die Aphasie ausgelöst wird, lindern:

„Manchmal können ... können ... äh ... zuhören und mit dir sprechen und verstehen, was du versuchst ... du ... Als ich ins Krankenhaus kam und mit der Sprachtherapeutin begann zu sprechen. Sie war ... ooh ... ein wundervoller Mensch. Sie verstand alles, was ich sagte. Ich fand, es war wie böhmische Dörfer, doch sie konnte jedes Wort verstehen. Ich weiß, sie war darin geübt, zu verstehen, aber ... diese Person selbst war ... oh ... manchmal entfernt das diese riesige Wolke über deinem Kopf, die immer da ist."

Durchbrüche wie dieser scheinen eher selten zu sein und kommen nicht allein als Folge der Bemühungen von Gesundheitsfachleuten vor. Rose, die anfangs nur *„nein"* sagen konnte, beschreibt die Auswirkungen des Problemlösungsansatzes durch ihren Mann folgendermaßen:

„Ich hatte keine Möglichkeit, mit der Außenwelt zu kommunizieren, und plötzlich, mein Mann, er ist ein Schatz ... äh ... dachte, daß ich 'nein' antworte, wenn ich 'nein' sage und 'nein, nein, nein, nein, nein' für 'ja', das war der Durchbruch. Und das geschah dann auch ... na ja, vielleicht in der Hälfte der Fälle — oder drei Viertel. Und dann war ich sofort ... ich meine, so dankbar, so ... ich meine, ein winziger Hoffnungsschimmer brach durch ..."

2.7.7 Den Schein wahren

Aphasische Menschen versuchen häufig, unter allen Umständen den Schein zu wahren, um damit zu beweisen, daß sie immer noch intelligent sind, obwohl sie Probleme mit der Sprache haben. Dies kann auf vielfältige Weise erfolgen. Rob und Jenny fanden, daß das Lachen über ihre eigenen aphasischen Fehler half, den Leuten zu zeigen, daß sie sich der Fehler bewußt waren, obwohl sie sie manchmal gar nicht amüsant fanden: *„Ich habe manchmal so getan, als sei das ein Witz. Du lachst ... manchmal tut es aber richtig weh ... ich denke, ich finde es nicht wirklich witzig, obwohl ich lache."*

Jenny entwickelte andere Strategien, um zu vermeiden, sich zu blamieren:

„Manchmal, wenn es raus kommt ... du weißt, es klingt doof, aber es ist draußen und du kannst nichts dagegen tun — Du fühlst dich so doof, daß du lieber ruhig wärst, und denkst: 'Ich will das nicht sagen, sonst passiert mir wieder dasselbe.'"

Kiran fand heraus, daß das Lesen oder zumindest so zu tun, als würde er lesen, eine sinnvolle Möglichkeit war, mit seinem früheren Ich in Kontakt zu bleiben und anderen Menschen seine Intelligenz zu signalisieren, weil es nicht möglich war, dies durch den Gebrauch der Sprache zu zeigen:

„Mein Schwager ... meine Frau brachte mir die ZEIT zum Lesen fast jeden Tag — und ich war glücklich, die ZEIT zum Lesen zu haben — ich konnte sehen, daß die Worte eine Bedeutung hatten, wenn auch nicht für mich — Ich war glücklich, daß ich die ZEIT hatte, aber ich konnte sie nicht lesen — ich gab zu verstehen, es gibt kein Problem. Äh ... ich war die ZEIT gewöhnt."

> **Anfänge im Umgang mit der Krankheit und der Aphasie**
> - Sich selbst Mut machen.
> - Rückgriff auf frühere Erfahrungen.
> - Behandlung mit Respekt, Würde und Sensibilität, besonders durch jene, die die medizinische Versorgung gewährleisten.
> - Vergleich mit anderen.
> - Erfahrungen mit anderen in der gleichen Situation teilen.
> - Problemlösungsansatz für Kommunikationsprobleme.
> - Den Schein wahren.

2.8 Nach Hause zurückkehren

Das Krankenhaus zu verlassen und nach Hause zurückzukehren, ist ein bedeutendes Ereignis für jeden, der krank war. Es kann in vielen Fällen als Zeichen dafür betrachtet werden, daß die Genesung den richtigen Weg nimmt und alles wieder gut wird. Somit kann das Erlebnis, wieder nach Hause zu kommen, ein Gefühl der Erleichterung bringen. Abseits der Routine des Krankenhauslebens entwickeln viele aphasische Menschen das Gefühl, sich viel intensiver darauf konzentrieren zu können, ihre Sprache wiederzuerlangen, die sie verloren haben:

„Mir geht es viel besser. Mir geht es viel besser. Ich bin ... es ging mir viel besser dabei, durch das Viertel zu laufen und 'Haus' zu sagen ... äh ... äh 'Wand'. Sie wissen es ... Sie wissen ... 'grün' oder 'blau', wissen Sie."

Edward

„Ist beängstigend." – Die ersten Erfahrungen mit einem Schlaganfall

Das optimistische Gefühl, das manche Menschen beim Nachhausekommen erleben, scheint aus der Art und Weise herzurühren, wie sie ihren Zustand zu diesem Zeitpunkt einschätzen. Die dramatische Natur eines Schlaganfalls sowie die Erfahrung des Krankenhausaufenthaltes und der Behandlung als Patient können den Eindruck verstärken, daß die Ereignisse nur einer kurzfristigen Erkrankung entsprachen, von der man bald wieder genesen wird. Für jene, die weiter schauen möchten, kann diese Möglichkeit der Wahrnehmung der Tatsachen positive Gedanken für die Zukunft anregen:

„Ich sagte mir immer ... äh ... äh ... 'Gebt mir sechs Monate und ich gehen wieder zur Arbeit' — Ich dachte, es war eine Erkältung, Grippe oder so was ..."

Alf

Aber die Freude, wieder nach Hause zurückzukehren, kann oft sehr kurzlebig sein, wenn man nämlich mit der alltäglichen Realität der Einschränkungen konfrontiert ist und immer wieder aufs neue daran erinnert wird, was man verloren hat. Die Menschen zeigen in dieser Zeit sehr unterschiedliche Reaktionen. Anfängliche Gefühle der Freude, des Optimismus und der Zuversicht werden bald durch andere Gefühle gedämpft. Gefühle beim Heimkehren sind z. B.:

- *„... erhebend, erhebend."*
- *„Ich laß das hinter mir und fange neu an."*
- *„Ich konnte gar nichts tun."*
- *„Ich dachte, das ist das Ende."*
- *„Meine Frau sagte, es war fürchterlich, zu dieser Zeit mit mir zurechtzukommen."*
- *„Ich habe meine Frau arbeiten sehen. Das machte mich total traurig."*
- *„Jedesmal hätte ich schreien können, aber es ging nicht."*
- *„Ich hatte vor mir selbst Angst ... innerlich."*
- *„Ich weiß nicht, was ich heute tun soll."*
- *„Ich war ... ich würde nicht sagen, hilflos, aber abgeschoben."*
- *„Gebt mir sechs Monate, und ich gehe wieder zur Arbeit."*

2.9 Körperliche Behinderungen zu Hause

Es können sich starke Gefühle entwickeln, wenn die Menschen zu Hause die Einschränkungen durch ihre körperlichen Behinderungen erleben. Für viele wird dies sofort offensichtlich, wenn sie mit Stufen und Treppen, mit engen Türeingängen und unzugänglichen Toiletten konfrontiert werden. Durch diese Einschränkungen belastet und wegen des oft wochen- oder monatelangen Wartens auf Hilfsmittel und Anpassungsmaßnahmen verärgert, erleben viele aphasische Menschen mit körperlichen Behinderungen Gefühle der Frustration und der Angst, weil ihre Partner und Familienangehörigen, die versuchen, ihnen zu helfen, eine solch große Last tragen müssen:

„Ich fühlte mich wirklich mies und dachte, 'Gut, das ist jetzt das Ende', und es belastete mich wirklich —. Und natürlich war meine Frau keine starke Person, auf keinen Fall, und sie versuchte trotzdem, mich alleine in den Rollstuhl zu bekommen —. Es war fürchterlich, so herumgeschubst zu werden, wissen Sie. Und ich hatte immer Angst, daß ihr etwas passieren würde, wenn sie sich so anstrengen mußte, und all das —. Ich hatte Angst, wie ich die Treppe runterkommen sollte."

Ted

2.10 Kommunikationsstörungen zu Hause

Wenn sie wieder zu Hause sind, erkennen viele, die unter einer Aphasie leiden, vielleicht zum ersten Mal in vollem Umfang die Auswirkungen ihrer Kommunikationsstörung. Während ihres Krankenhausaufenthaltes waren sie weitgehend von den Anforderungen der Alltagskommunikation abgeschirmt: Jetzt aber gilt es, Telefonanrufe zu erledigen, Mitteilungen zu notieren, Schecks auszufüllen. Zu Hause nehmen sie die Routinetätigkeiten des Einkaufens, der Versorgung des Haushaltes, der Post und die Gespräche mit Nachbarn und Bekannten auf der Straße wieder auf; ihre Schwierigkeiten mit der Sprache werden überdeutlich:

„Und es ist wie plappern und plappern und plappern und pla... Und wie, ist wie ... wie hoffen und beten, ist wie gehen, weg, immer weggehen, aber sie gehen nicht weg und sitzen da und ... äh ... was ich gerade kann ... meine Sprache, bringe keinen Ton raus. Keinen Ton raus und auf der Straße ist es gerade ... was kann ich sagen ... ist wie ..."

Stephen

Zu Hause zu sein, bedeutet für aphasische Menschen auch, daß sie beginnen müssen, ihre Zeit selbst auszufüllen, statt sie durch Routinetätigkeiten, wie etwa im Krankenhaus oder am Arbeitsplatz, verplant zu bekommen. Sie werden mit ihren eigenen Ressourcen konfrontiert und erkennen rasch, wie die

Aphasie die Planung und Organisation erschweren kann. Das Gefühl der Unsicherheit hinsichtlich der Frage, was man mit dem Tag anfangen soll, kann sehr erschreckend sein:

„Ist ... äh ... wie ... aufwachen und ... äh ... einfach schrecklich. Ich meine, schon zwei oder drei Monate sind wie ... wie ein Vorhang. Es ist ... äh ... einfach schrecklich. Ich möchte nach draußen gehen, und einkaufen oder so. Aber es ist einfach unheimlich."

Stephen

2.11 „Langer, harter Kampf"

Die ersten Erfahrungen mit dem Schlaganfall und der Aphasie konfrontieren viele Menschen mit all den Belastungen, die sich zu einem Hauptthema in ihrem weiteren Leben entwickeln werden. Bereits in der ungewohnten Krankenhausumgebung müssen sie damit beginnen, den Schock der Krankheit zu überwinden und sich nach und nach zu erholen, auch ohne eine Sprache zur Verfügung zu haben, um Fragen zu stellen und Informationen über ihren Zustand und seine Behandlung einholen zu können. Für einige stellt diese Zeit den Beginn monatelanger mühseliger Anstrengungen dar, in der sie viele verschiedene Therapien absolvieren müssen, die sie nicht immer verstehen können. Weil sie häufig keinen Einfluß auf die Geschehnisse nehmen können, erleben sie Gefühle der Unsicherheit, Angst, Furcht und Wut. Darüber hinaus müssen sie mit den durch den Schlaganfall ausgelösten, oft schwerwiegenden Verlusten und Ängsten umgehen. Isoliert und abgeschnitten fühlen sie sich verletzlich und machtlos, wenn sie den vielfältigen Reaktionen anderer Menschen gegenüberstehen, angefangen von sympathischen und respektvollen bis hin zu ignoranten und diskriminierenden Reaktionen. Sie beginnen, Bewältigungsstrategien für ihren Sprachverlust zu entwickeln.

In vielen Fällen werden diese frühen Erfahrungen die Strukturen für die folgenden Jahre festlegen. Alle Themen, die in diesem Kapitel angeschnitten wurden, werden im weiteren Verlauf dieses Buches immer wieder auftauchen, da sie die Erfahrung beinhalten, wie man lernen kann, mit einer Aphasie zu leben. Dieser Prozeß beginnt, wenn die Betroffenen die strukturierte Routine des Krankenhauslebens verlassen und wieder nach Hause zurückkehren – eine oft schwierige, aber auch beglückende Erfahrung. Dies ist auch der Zeitpunkt, an dem viele mit ihrem früheren Lebensstil konfrontiert werden und beginnen, die Fäden wieder in die Hand zu nehmen, die ihnen so plötzlich entglitten waren.

3 „Die Sache ist – welcher Job?" – Arbeit, Freizeit und Aphasie

Wenn ein aphasischer Mensch nach dem Krankenhausaufenthalt nach Hause zurückkehrt, muß er damit beginnen, die Fäden seines Alltagslebens wieder aufzunehmen. Während in dieser Phase die Rehabilitation und bestimmte Therapien im allgemeinen weiter laufen, versuchen viele, die Strukturen wiederherzustellen, die das Leben vor der Aphasie geordnet haben, seien es die gewohnten Aufgaben im Haushalt, die persönlichen Beziehungen oder die familiäre Routine von Arbeit und Entspannung. Diese alltäglichen Strukturen und Rhythmen können jedoch nach einem Schlaganfall drastischen Veränderungen unterliegen.

Abbildung 3-1 zeigt die Muster der beruflichen Beschäftigung der 50 Teilnehmer dieser Studie vor und nach ihrem Schlaganfall. Da es sich hier allerdings nur um einen relativ kleinen Personenkreis handelt, sind die Informationen für die Beschäftigungsmuster der aphasischen Gesamtpopulation statistisch nicht repräsentativ. Trotzdem werden die dramatischen Veränderungen deutlich, die eintreten können. Die meisten Teilnehmer befanden sich zur Zeit ihres Schlaganfalls in einer bestimmten Form von Arbeitsverhältnis. Andere waren bereits in Rente, arbeitslos oder arbeiteten in ehrenamtlicher Funktion oder ohne Bezahlung bei der Versorgung ihrer Familie, im Haushalt und bei der Betreuung von kranken Angehörigen. Nach dem Einsetzen ihrer Aphasie konnten nur die jüngsten Studienteilnehmer als Vollzeitbeschäftigte wieder an ihre alte Arbeitsstelle zurückkehren. Einige wenige fanden eine Teilzeitbeschäftigung. Die übrigen wurden arbeitslos oder gingen, je nach Alter und Umständen, in Rente. Dieses Kapitel konzentriert sich auf die Frage, wie und warum solch markante Veränderungen der Arbeitsstrukturen auftreten und wie die Betroffenen damit umgehen.

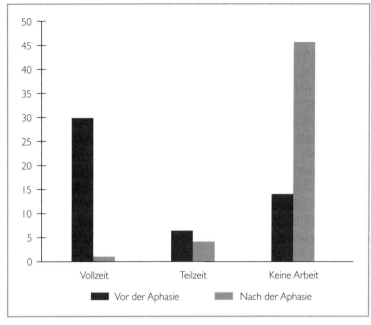

Abb. 3-1 Veränderungen des Arbeitsstatus

3.1 „*Das war's. Ende.*" – Entscheidung über die Arbeit

Einige aphasische Menschen gelangen nach und nach zu einer klaren und selbständigen Entscheidung darüber, ob sie zu ihrer früheren Arbeitsstelle zurückkehren können oder nicht:

„*Es waren nur vier oder fünf Monate. Ich kann meine rechte Hand nicht benutzen. Ich kann mit anderen Leuten nicht am Telefon sprechen. 'Nein', sagte ich.*"

Mike

„*Im Januar dachte ich: 'Nein, das war's. Ende.'*"

Susan

Andere Teilnehmer, wie z. B. Christopher, kamen zu ihrer Entscheidung erst nach schmerzhaften Erfahrungen, die sie bei dem Versuch machen mußten, ihre Arbeit wie früher bewältigen zu wollen.

„Die Sache ist – welcher Job?" – Arbeit, Freizeit und Aphasie

Christopher arbeitete als Ingenieur für eine Firma der Luftfahrttechnik, als er im Alter von 33 Jahren einen Schlaganfall erlitt, als dessen Folge er eine körperliche Schwäche und eine mäßig schwere Aphasie zurückbehielt. Seine Arbeit war relativ kompliziert und umfaßte u. a. das Programmieren von Computern, Kenntnisse in Mathematik und spezielle technische Fähigkeiten. Drei Monate nach seinem Schlaganfall war Christopher überzeugt, er könne seine Arbeit wieder aufnehmen; er wollte es unbedingt versuchen, um seine junge Familie weiterhin versorgen zu können. Er überzeugte seinen Hausarzt, daß dies möglich wäre: *„Ich sagte zum Arzt: 'Ich möchte wieder arbeiten gehen.'"* Der Arzt schien eher skeptisch, versuchte aber nicht, Christopher von seinem Vorhaben abzubringen. Sechs Monate nach seinem Schlaganfall ging Christopher zu seinem Chef und bat ihn darum, ihn eine Programmierung versuchen zu lassen: *„Ich beschrieb ihm mein Dilemma und sagte: 'Kann ich ein Pfli ... Pflichtenheft probieren?' — Denn es waren solche Pflichtenhefte, die ich sonst immer zum Programmieren einer Computer-Software benutzt habe. Aber ich konnte es nicht. — Ich dachte, ich könnte es und ich ... dachte, ich könnte es und ... es war eigentlich gar nicht so überraschend. — Dieses Ereignis zeigte mir, daß ich es nie wieder schaffen würde."* Christopher kehrte nicht an seine Arbeitsstelle zurück. Er führt nun den Haushalt und versorgt die beiden Söhne, während seine Frau ganztags arbeiten geht. Neuerdings hat er in Erwägung gezogen, als Schreiner etwas Geld hinzuzuverdienen.

Christophers Bericht verdeutlicht die komplexe Kombination von Faktoren, die dafür verantwortlich sind, ob jemand mit einer Aphasie an seinen früheren Arbeitsplatz zurückkehren kann oder nicht. In diesem Zusammenhang kann man grundsätzlich zwei Kategorien unterscheiden. Zum einen die äußeren Faktoren: Hierzu gehören die Gelegenheiten, die Alternativen sowie die verfügbare Unterstützung, aber auch die von anderen getroffenen Entscheidungen und erteilten Ratschläge, besonders von den Ärzten und Arbeitgebern. Solche Faktoren können einen großen Einfluß auf das weitere Geschehen ausüben. Ärzte, Arbeitgeber und andere Personen können Initiativen ergreifen, indem sie die Frage einer möglichen Rückkehr an den Arbeitsplatz anschneiden und die vorhandenen Optionen überprüfen. Dies kann auf die Modifizierung oder Reduzierung der Arbeit, auf eine vorgezogene Pensionierung sowie auf die Inanspruchnahme von Krankengeld, einer Rente oder Abfindung hinauslaufen.

Die anderen Faktoren sind von dem Ausmaß abhängig, in dem der Betroffene selbst die Form und Ausprägung seiner Aphasie und der übrigen Auswirkungen des Schlaganfalls versteht. Um zu einer Entscheidung zu kommen, muß der aphasische Mensch begreifen, in welcher Form seine Arbeitsleistung wahrscheinlich beeinträchtigt sein wird. Dies bedeutet, sich mit allen Einschränkungen vertraut zu machen, die die Aphasie auferlegt, und sich darüber hinaus zu vergegenwärtigen, daß es sich aller Voraussicht nach um ein langfristiges Problem handeln wird. Jene, deren Arbeit in höchstem Maße von ihrer Kommunikationsfähigkeit abhängig war, z. B. Lehrer, Verkäufer oder Sekretärinnen, finden meist sehr schnell heraus, daß sie wahrscheinlich nicht mehr zur gleichen Arbeitsstelle zurückkehren können. Andere, bei denen die Kommunikation weniger im Vordergrund stand oder deren Sprachfähigkeit weniger eingeschränkt ist, können mehr Zeit benötigen, bis sie endgültig erkennen, welche Konsequenzen die Erkrankung tatsächlich für sie hat.

Vincent war immer stolz darauf, daß er in 29 Arbeitsjahren als Elektriker und Handwerker nicht einen einzigen Tag krank war. Demzufolge hatte er große Schwierigkeiten, die Inaktivität zu tolerieren, die ihm durch den Schlaganfall aufgezwungen wurde, besonders, weil er eigentlich nur unter einer eher unerheblichen körperlichen Störung litt. Vincent war im Hinblick auf seine Sprech- und Sprachtherapie sehr ungeduldig: *„Meine Theorie besteht einfach darin, wieder zur Arbeit zu gehen."* Der Arzt warnte ihn jedoch, daß eine vorzeitige Rückkehr zur Arbeit für seine Gesundheit möglicherweise fatale Folgen haben könnte. Er wurde nicht darüber aufgeklärt, daß er einen Anspruch auf Krankengeld habe, und auch von sich aus fragte er nicht danach, zum einen, weil ihm seine Aphasie sehr erschwerte, alle ihm zustehenden Ansprüche zu erkunden, und zum anderen, weil er das Gefühl hatte, dies wäre falsch: *„Ich wollte nie im Leben vom Staat leben."* Trotzdem sorgte er sich darum, ob seine große Familie mit dem Einkommen seiner Frau allein auskommen könnte. Ihn quälten Schuldgefühle, wenn er seine Frau arbeiten sah, während er selbst nichts tat. Er konnte die Tatsache, seine schon so lange praktizierten Arbeitsgewohnheiten nicht mehr vollziehen zu können, einfach nicht akzeptieren. Vincent hatte das Gefühl, daß seine Identität bedroht war, und wurde daraufhin depressiv: *„Es war — ich sollte arbeiten gehen."* Ein Jahr nach seinem Schlaganfall gestand er sich selbst ein, daß keine Verbesserung seiner Situation eingetreten war: *„Ich war finanziell ganz auf mich gestellt und nicht vom Staat abhängig. Solche Dinge haben mich im ersten Jahr belastet. Ich würde sagen, vielleicht sogar 18 Monate. Und ich dachte nach ... dann entdeckte ich und sagte zu mir: 'Na gut, die Zeit vergeht. Dir wird es nicht mehr besser gehen.' So ... na ja, wenn jemand gekommen wäre ... vielleicht Informationen, die ich gebraucht hätte, die ich aber nicht kenne, vielleicht hätte mir geholfen. Vielleicht kennen die Leute die Informationen, die sie mir geben könnten, aber sie haben sich keine Mühe gegeben."* Da er jedoch sowieso fast schon im Rentenalter war, kehrte Vincent nicht mehr zu seiner Vollzeitstelle zurück und übernahm die Hausarbeit. Außerdem erledigt er von Zeit zu Zeit auch Gelegenheitsarbeiten für seine Freunde.

Der Prozeß, zu einer geeigneten Entscheidung zu gelangen, wird durch die Einstellung des aphasischen Menschen gegenüber seiner Arbeitswelt weiter kompliziert. Eine Reihe von Faktoren sind dafür bestimmend, z. B. die Position in der beruflichen Karriere, die Wertschätzung und die Freude an der Arbeit, das Ausmaß der jeweiligen finanziellen Verantwortlichkeiten, das Bewußtsein für Alternativen und Unterstützungssysteme, negative Gefühle bezüglich der Inanspruchnahme von finanzieller Hilfe sowie persönliche Befürchtungen und Bedenken, z. B. hinsichtlich der Frage, wie die Arbeitskollegen auf die veränderte Kommunikationsfähigkeit reagieren werden. So gesehen ist vielleicht bei jemandem, der das Rentenalter fast erreicht hat und deshalb die Rentenversicherung bereits in Anspruch nehmen kann, die Motivation, zur Arbeit zurückzukehren, nicht sehr hoch. Für einen anderen, der eben erst ins Berufsleben eingetreten ist und sich gerade etabliert, der sich womöglich stark mit seiner Arbeit identifiziert oder der, wie Christopher, die Last der finanziellen Verantwortung für eine Familie trägt, kann jedoch der Drang, die Arbeit wieder aufzunehmen, schier unwiderstehlich sein.

Die Entscheidung zur Aufgabe der bisherigen Arbeit kann unabhängig davon, ob sie langsam oder ganz spontan gereift ist, sehr schmerzhaft sein. Dieses Aufgeben kann für viele Menschen bedeuten, ohne Motivation, ohne soziale Einbindung, ohne Geld, Prestige und konkrete Interessen auskommen zu müssen. Dies führt häufig zu einem Gefühl der Verbitterung:

„Hab gar keine Arbeit mehr jetzt. Das tut weh. Tut sehr weh, wissen Sie. – Richtig wütend. Warum ich? Guter Job und alles."

Philip

Die Bereitschaft zur Aufgabe der Arbeit fällt nicht immer leicht. Es kann in manchen Fällen allerdings auch eine regelrechte Erlösung sein, eine aufreibende, schwierige oder belastende Arbeit nicht mehr ausführen zu müssen. Diejenigen, die kurz vor der Rente stehen oder denen die Arbeitslosigkeit droht, sind vielleicht gerne bereit, die Arbeit aufzugeben, und innerlich schon vorbereitet, die Gangart zu ändern. Die dabei auftretenden Gefühle können ambivalent sein, da man einerseits den Verlust bestimmter Aspekte des Berufslebens bedauert und doch gleichzeitig froh ist, von anderen enthoben zu sein. So vermißt man möglicherweise den Anreiz, das Prestige, das Geld und die Gesellschaft, nicht jedoch den Streß, die Müdigkeit und die Langeweile.

3.2 Alternativen finden

Wenn es ausgeschlossen ist, die gleiche Arbeit wie vor dem Schlaganfall auf Vollzeitbasis wieder aufzunehmen, sind nach den Erfahrungen unserer Studienteilnehmer eine ganze Reihe von Alternativen möglich. Dazu gehören:
- Anpassung der Arbeitsstrukturen,
- Wechsel des Arbeitsplatzes,
- Fortbildung/Schulung,
- Umschulung,
- ehrenamtliche Tätigkeit.

3.2.1 Anpassung der Arbeitsstrukturen

Durch die Unterstützung eines wohlwollenden Arbeitgebers kann die Arbeit möglicherweise auf Halbtagsbasis wieder aufgenommen und sowohl die Zeiteinteilung als auch der Umfang der geleisteten Arbeit angepaßt werden, um den Bedürfnissen und Fähigkeiten eines aphasischen Menschen zu entsprechen. Marks Erfahrung ist ein Beispiel dafür, wie so etwas funktionieren kann.

Mark konnte nach und nach die Anzahl der Stunden erhöhen, die er am Arbeitsplatz in einem Büro verbrachte, das Friseurbesuche in Krankenhäusern organisiert. Er konnte die Anforderungen seiner Arbeit an seine Bedürfnisse und Fähigkeiten anpassen. Aufgrund seiner Aphasie übernahm er im Büro keinerlei Telefontätigkeiten mehr, war jedoch in der Lage, Standardbriefe zu schreiben: *„Ich weiß, ich kann ziemlich gut tippen ... äh ... 'Wir danken Ihnen zunächst einmal für Ihr Schreiben. Beigefügt die In-Rechnung-Stellung für die nächsten Monate. Ihr jährlicher Beitrag wird nicht erhöht und beläuft sich weiterhin auf 350 DM ... bla, bla, bla."* Mark kann so viele Stunden arbeiten, wie er möchte, um seine Anwesenheit nach und nach aufzustocken und die geleistete Arbeit seinen Sprachbedürfnissen und -befähigungen entsprechend anzupassen. Er und sein Arbeitgeber haben bestehende Hindernisse aus dem Weg geräumt, indem sie sowohl die zeitlichen Faktoren als auch die Anforderungen seiner Arbeit verändert haben. Mark ist bei seinem Vater angestellt.

Andere Betroffene sind nicht in einer solch glücklichen Lage. Es gibt nur wenige Hinweise für ein Bewußtsein bezüglich der Hindernisse, mit denen aphasische Menschen, die gerne arbeiten möchten, konfrontiert sind. Die Verpflichtung, behinderte Arbeitnehmer einzustellen, scheint, wenn überhaupt, nur im Hinblick auf die Verbesserung der räumlichen Zugangsmöglichkeiten realisiert zu werden. Die Erfahrungen der meisten Menschen beweisen, daß

„Die Sache ist – welcher Job?" – Arbeit, Freizeit und Aphasie

das Wesen und die Auswirkungen einer Aphasie von den allermeisten Arbeitgebern nicht erkannt oder verstanden werden. Darüber hinaus kann die Sprachstörung für aphasische Menschen noch ein weiteres Hindernis darstellen, indem sie sie nämlich daran hindert, das Bedürfnis nach einem veränderten Arbeitsplatz zu artikulieren.

In Großbritannien besteht eine Option auf die Rückkehr an einen veränderten Arbeitsplatz dergestalt, daß dies als Teil der Rehabilitation betrachtet wird, wobei jedoch das Gehalt auf ein therapeutisches Einkommen reduziert wird. Im Rahmen eines solchen Programms kann man eine bestimmte Summe (1997 bis zu 150 DM pro Woche) verdienen, wenn die Arbeit nachweislich therapeutisch sinnvoll ist. Dies schränkt das Anrecht eines Betroffenen auf Arbeitsunfähigkeitsunterstützung oder die Beihilfe für Schwerstbehinderte nicht ein. Solche Vereinbarungen zu treffen, stellt jedoch keine einfache Aufgabe dar, da sie zu einem großen Teil von der Fähigkeit des Betroffenen abhängt, überzeugend und hartnäckig zu vertreten, daß eine Arbeit therapeutisch nützlich ist. Schon der Versuch, herauszufinden, wen man wegen notwendiger Informationen über die Bedingungen des therapeutischen Einkommens befragen könnte, ist möglicherweise recht schwierig. Dies ist manchmal schon für Menschen ohne Sprachstörungen eine Herausforderung; um so mehr kann sich ein solcher Prozeß für jemanden mit einer Aphasie zu einem schier unüberwindlichen Problem entwickeln:

„Es ist sehr schwierig, mit den Leuten in Kontakt zu kommen, die dafür zuständig sind ... mein Krankengeld, um zu zeigen, daß es richtig ist, als Therapie wieder zur Arbeit zu gehen, aber sie sagen dann: 'Nein.' Und dann: 'Sie müssen das nochmal schreiben.' Und sie sagen: 'Wir werden darüber nachdenken.' Es ist nicht sehr ... Ich glaube nicht, daß das Krankengeld ... Krankengeld ... sehr gut ist."

Trevor

3.2.2 Wechsel des Arbeitsplatzes

Vielleicht ist es nicht immer möglich, eine Arbeit, die in starkem Maße von Kommunikationsfähigkeiten abhängt, so anzupassen, daß sie den Bedürfnissen und Fähigkeiten einer aphasischen Person gerecht wird. Eine Alternative zur Anpassung der Anforderungen und der zeitlichen Faktoren einer Arbeitsstelle besteht darin, eine andere Arbeit zu finden, die leichter durchführbar ist. Aber es kann recht schwierig sein, die Anforderungen exakt vorherzubestimmen und alle potentiellen Schwierigkeiten vorherzusagen. Eine neue Arbeitsstelle kann Aspekte der Aphasie aufzeigen, von denen man bisher nichts geahnt hat.

Vor seinem Schlaganfall erfreute sich **Kiran** des Einflusses, des Prestiges und der Anforderungen seiner Position als Oberlehrer. Seine Liebe zur Arbeit mit Kindern hatte ihn motiviert, wieder halbtags als Assistenzlehrer (engl.: general classroom assistant, ein Berufsbild, das es in Deutschland nicht gibt) in der Schule zu arbeiten. Er traf diese Entscheidung nach der ehrlichen, wenn auch schmerzlichen Anerkennung seiner bleibenden Sprachstörungen. Es schmerzt ihn noch immer, wenn er an seine frühere Kompetenz und seine jetzt doch recht begrenzten Fähigkeiten denkt: *„An meinem jetzigen Posten kann ich erkennen, daß Lehrer immer wieder falsche Entscheidungen für die Kinder treffen. Ich kann das ganz klar erkennen. Aber als Assistenzlehrer habe ich meinen Mund zu halten."* Kirans Entscheidung, als Assistenzlehrer zu arbeiten, bedeutet nicht nur, daß er seine früheren Erfahrungen und Kompetenzen nicht mehr einsetzen kann, es hat für ihn auch einen finanziellen Verlust zur Folge, da er jetzt im Monat 300 DM weniger verdient, als wenn er Krankengeld beantragen würde. Während seine neue Stelle weitaus geringere Anforderungen an ihn stellt als sein früherer Posten, konfrontiert sie ihn doch immer wieder mit den Einschränkungen, die ihm durch seine Aphasie auferlegt sind: *„Ich bin absolut fähig, Entscheidungen zu treffen, aber ich darf nicht zu viele Ideen gleichzeitig haben. — Natürlich kann ich nicht mehr mit den Kindern umgehen. Ich weiß das jetzt. Ich reagiere in bestimmten Situationen einfach langsamer als die meisten Lehrer und Erwachsenen. Bis ich reagiere, ist die Situation oft schon vorbei."* Er denkt über die Möglichkeit einer Umschulung nach, um Erwachsene zu unterrichten. Aber auch eine Umschulung bedeutet große Probleme für jemanden, der unter einer Aphasie leidet. Dies hat Kiran erkennen müssen, nachdem er einen Kurs in sozialer Beratung begonnen hatte. Im Kurs wies er gute Leistungen auf, hatte aber große Probleme, die erforderlichen Aufsätze zu schreiben. Der ihm zugewiesene Tutor, an den er sich um Hilfe wandte, verstand nicht, was eigentlich eine Aphasie ist, was sie für Kiran bedeutete, welche Bedürfnisse er hatte und welche Lösungen es für die auftretenden Probleme geben könnte. Er gab ihm unzulängliche Informationen über die Computer-Software, die einen Teil seiner Probleme hätten beheben können, und würzte das Ganze mit rassistischen Bemerkungen. Kiran gab den Kurs auf.

3.2.3 Fortbildung und Schulung nach einer Aphasie

Einen Ausbildungs-, Fortbildungs- oder Umschulungskurs zu belegen, kann eine Möglichkeit sein, stellt jedoch spezifische Anforderungen an einen unter Aphasie leidenden Menschen. Ein Ausbildungsprozeß erfolgt im allgemeinen durch die gesprochene und geschriebene Sprache. Studenten und Schüler müssen unter anderem Vorlesungen folgen, an Seminaren, Tutorien und Diskussionen teilnehmen, Bücher lesen, Notizen machen, schriftliche Kursarbeiten anfertigen und Examina ablegen. Die Aphasie kann die Fähigkeit einer Person einschränken, diesen Erfordernissen gerecht zu werden. Schwierigkeiten im Umgang mit dem Inhalt und beim Erfüllen der Anforderungen eines Kurses können bei einer Person mit einer Aphasie wegen der Schnelligkeit des Unterrichts sowie durch den Druck und die zeitlichen Beschränkungen im Examen und bei Aufsätzen noch verschlimmert werden.

Ein aphasischer Student oder Schüler hat ganz spezifische Bedürfnisse. Die Tatsache, daß diese im allgemeinen nicht verstanden werden, kann dazu führen, daß ein aphasischer Mensch entmutigt wird und aufgibt. Kirans Erfahrung ist keinesfalls unüblich. Da viele mit dem Problem einer Aphasie nicht vertraut sind, also auch Lehrer und Tutoren, liegt es immer wieder an der aphasischen Person selbst, zu erklären, was dies eigentlich ist und welche Anpassungen erforderlich sind. Einige Darstellungen zeigen jedoch, daß die Bedürfnisse aphasischer Studenten auch verstanden und erfüllt werden können.

Rose befindet sich in einer Ausbildung zur klinischen Psychologin und hat noch einige Jahre ihres Halbtagsstudiums zu absolvieren, bis sie ihr Ziel der Arbeit mit unter Sprachstörungen leidenden Menschen erreicht haben wird. *„Es ist ein ganz schmaler Weg, den ich gehen muß, bevor ich ans Ende komme, wo all die Leute stehen und staunend die Hand vor den offenen Mund halten."* Rose ist die einzige der Studienteilnehmer, die eine berufliche Ausbildung absolviert. Der Grund dafür scheint weniger darin zu liegen, daß aphasische Menschen keine Ideen oder Ambitionen hätten, sondern vielmehr darin, daß geeignete Gelegenheiten zum Absolvieren einer Ausbildung oder Schulung mit richtiger und angemessener Hilfe offensichtlich sehr begrenzt sind. Die geschriebene und gesprochene Sprache ist bei einer Ausbildung wesentlich. In den meisten Kursen wird von den Studenten erwartet, daß sie Bücher und Zeitschriften lesen, Vorlesungen besuchen, über bestimmte Themen diskutieren und schreiben. Dies ist für Menschen mit einer Aphasie natürlich eine große Herausforderung. Rose findet, daß sie durch das Teilzeitstudium in Psychologie an einer Fernuniversität die notwendige Zeit erhält, die sie zum Lesen und Schreiben braucht. Ihre Tutoren sind sehr rücksichtsvoll, und sie hat Kontakt zu einem an der Universität angestellten Berater. Sie erhält besonders viel Zeit für ihre Aufsätze und Examina, die sie zu Hause absolvieren darf, und von der Universität wird ihr eigens eine Aufsichtsperson zur Verfügung gestellt. Sie arbeitet mit einem Textverarbeitungsprogramm, um ihre Examina zu schreiben, und kann dadurch Rechtschreibfehler vermeiden. Trotzdem empfindet sie den Prozeß oft als belastend und beschreibt, wie die Aphasie immer noch zwischen ihr und der Präzision steht, mit der sie ihre Vorstellungen ausdrücken möchte: „*In meinem Examen schreibe ich zuerst ganz normal, doch dann setzt sich die Aphasie durch und wird so hinderlich, daß ich gar nichts mehr schreiben kann. Und ich meine, ich schreibe über die Ränder und ich kann es nicht so genau hinschreiben und oh, das ist so ärgerlich. — Du möchtest alles richtig machen und merkst, du wirst dir selbst nicht gerecht...*" Vielleicht würden selbst spezialisierte Hilfsmittel Rose nicht in die Lage versetzen, sich so präzise auszudrücken, wie sie es gerne möchte, um ihren sich selbst gesetzten hohen Standards zu entsprechen. Trotzdem erbringt sie weiterhin gute Leistungen in den Examina und Kursarbeiten. Sie macht in den Kursen Fortschritte und fühlt sich durch die Aufmerksamkeit, die sie erfährt, unterstützt.

Einige Schilderungen dieser Studie verdeutlichen, wie die Unterrichtsmethoden auf vielfältige Weise angepaßt werden können, um aphasischen Menschen entgegenzukommen. So reduziert beispielsweise die Benutzung von Arbeitsblättern und Kassettenrekordern in der Klasse die Notwendigkeit, Notizen zu machen. Aphasische Studenten profitieren davon, wenn sie zusätzliche Zeit erhalten, um Aufsätze zu beenden und Examina in ihrem eigenen Tempo in einer angemessenen Umgebung bewältigen zu können. Ein flexibler Ansatz erlaubt, daß eine Kursarbeit nach und nach konzipiert, formuliert und korrekturgelesen wird. Erfolgreiche Studenten lernen, die von ihnen geforderte Arbeit zeitlich zu strukturieren und sich selbst dabei nicht zu überfordern. Während einige wenige aphasische Menschen beschreiben, wie sie von solchen Maßnahmen profitieren konnten, verfügen nicht alle über diese Erfahrung. Der Bericht über ein von der Regierung finanziertes Umschulungsprogramm macht deutlich, wie schnell die Dinge für Studenten oder Auszubildende, die unter einer Aphasie leiden, schiefgehen können. In diesem Fall war der aphasische Auszubildende schnell demoralisiert, weil seine Bedürfnisse nicht verstanden oder erfüllt wurden; er verließ daraufhin das Programm.

Ausbildung und Schulung nach einer Aphasie – Faktoren, die den Erfolg fördern

- Verständnis des Wesens einer Aphasie und der Bedürfnisse und Fähigkeiten eines aphasischen Menschen
- Informationen über Kurse, die leicht erhältlich und verständlich sind
- Geeigneter und leicht erreichbarer Ort und genügend Zeit für einen Kurs
- Auswahl geeigneter Kurs- bzw. Unterrichtseinheiten
- Flexible Zeiteinteilung und -strukturierung für die Erfordernisse eines Kurses
- Flexible und kreative Unterrichtsmethoden: Problemlösung
- Angemessene und kompetente Unterstützung durch spezialisierte Berater
- Flexible Methoden bei der Untersuchung und Evaluation der Leistung
- Entschiedenheit und Klarheit seitens der aphasischen Person bei der Erklärung ihrer Bedürfnisse
- Unterstützung bei der Anpassung von Arbeitsmethoden

3.2.4 Ehrenamtliche Tätigkeit

Aufgrund der Aphasie kann es unmöglich werden, die bisherige Arbeit wieder aufzunehmen oder ehrenamtliche Aktivitäten weiterzuführen. Die Erfahrungen einer Aphasie erzeugen bei manchem Betroffenen jedoch ein Bewußtsein für die Probleme anderer und lassen ihn vielleicht den Wunsch entwickeln, selbst Hilfe und Unterstützung anzubieten. Aphasische Menschen können als Hilfspersonen für Therapeuten oder als freiwillige Teilnehmer in bestimmten Gruppen eingesetzt werden. Viele von ihnen fühlen sich verpflichtet, andere zu unterstützen. Ihre Darstellungen beweisen, daß die ehrenamtliche Arbeit für andere das ganze Spektrum der formalen Möglichkeiten abdecken kann, von der regelmäßigen Arbeit mit Gruppen bis hin zu gelegentlichen Besuchen von Patienten im Krankenhaus, die erst seit kurzer Zeit unter einer Aphasie leiden. Manchmal werden sie zu selbsternannten Helfern und Beratern für andere, die mit den Folgen ihrer Aphasie kämpfen. Es scheint, daß die Aphasie, obwohl sie eine frühere Beschäftigung zunichte machen kann, andererseits jedoch eine Plattform für neue persönliche Entwicklungen bieten kann. Anderen Personen, die unter einer Aphasie leiden, zu helfen, indem eigene Erfahrungen mitgeteilt und Ratschläge gegeben werden, kann das befriedigende Gefühl einer Mission und einer sinnvollen Aufgabe auslösen:

„Ich meine, es ist mein wichtigstes Ziel im Leben ... äh ... Aphasie. Ich würde überall hingehen, um es zu tun. Alles, was ich könnte. — Natürlich, wenn mich einer fragt, ob ich zu jemandem gehen könnte, der einen Schlaganfall hatte, würde ich schnell hingehen und meine kleine Broschüre mitnehmen und ihm Hoffnung geben, ich hoffe und ... ich meine, jemand hat gesagt: 'Sie sind eine Heilige'. Und ich antwortete: 'Bin ich nicht.' Es ist einfach das, was ich tun muß."

Judith

Paula ist 56 Jahre alt; sie arbeitete als Hebamme, bevor sie eine Familie gründete und sieben Kinder bekam. Sie absolvierte gerade ein Wirtschaftsstudium an einer Fernuniversität, als sie ihren Schlaganfall erlitt, in dessen Folge eine Aphasie zurückblieb. Jetzt sind ihre Kinder alt genug, um von zu Hause wegzugehen, und Paula ist der Meinung, es sei wichtig, wieder über die Arbeit nachzudenken: *„Zeit nehmen. Hinsetzen. Das Haus ist sauber und meine Kinder sind ... ein Kind. Ich bin nicht ... ich ... ich leer."* Sie hat schon darüber nachgedacht, ehrenamtlich Schlaganfallpatienten zu besuchen: *„Ehrenamtlich ... mit einigen ... einige Krankenhaus"*, obwohl sie weiß, daß ihr beeinträchtigtes Sprachvermögen dies nicht gerade leicht machen würde. Sie hat aber das sichere Gefühl, daß sie andere, wenn diese die Fortschritte sehen, die sie selbst gemacht hat, in einem frühen Stadium eines Schlaganfalls ermutigen könnte: *„Ich könnte dir hilfreich, auch für mich ... meine Sprache und meine Hände hilfreich. — Schau auf mich und meine Sprache ... Sprache und meine Hände besser und viel Zuversicht."* Paula hat auch einen Kurs für Textverarbeitung belegt und denkt an die Möglichkeit, ein Buch über ihre Erfahrungen zu schreiben: *„Buch, klein, klein."*

Paula beschreibt ein Gefühl der Leere in ihrem Leben, da jetzt ihre Arbeit der Kindererziehung fast abgeschlossen ist, eine Erfahrung, die viele Menschen teilen, wenn sie solche im Lebensverlauf einschneidenden Ereignisse erleben, sei es die Pensionierung, eine Arbeitslosigkeit oder der Auszug der Kinder von zu Hause. Natürlich haben auch Veränderungen der Arbeitsstrukturen einen wesentlichen Einfluß auf das Ausmaß der verfügbaren Freizeit. Wenn solche Veränderungen wegen einer Aphasie auftreten, kann nicht nur das innere Gleichgewicht, sondern auch die Dynamik der Arbeit und Entspannung in Mitleidenschaft gezogen werden.

3.3 „Ich drücke mich aus, ich malen" – Aphasie und Freizeit

Die Aphasie hat vielfältige Auswirkungen auch auf die Dynamik der Freizeit und Entspannung. Zum einen haben Menschen mit einer Aphasie meist mehr Freizeit zur Verfügung, weil die Fähigkeit zum Arbeiten häufig eingeschränkt ist. Ebenso wie Arbeitslose oder Rentner genießen auch sie nicht mehr die Regelmäßigkeiten und Kontraste, die eine eindeutig strukturierte Woche bietet. Viele vermissen die Freude des Abschaltens am Abend eines Arbeitstages und das Vergnügen an einem bevorstehenden Wochenende, das noch durch das Wissen verstärkt wird, daß die Arbeit nächsten Montag wieder weitergeht.

Zum anderen kann die Aphasie aber auch die Teilnahme an bestimmten Formen von Freizeitaktivitäten beeinträchtigen, die den Gebrauch der Sprache voraussetzen. Dies kann deshalb die Anpassung früherer Interessen und die Entwicklung von neuen und einfacher zugänglichen Interessen nahelegen. Obwohl die Aphasie die Entspannung in gleicher Weise betrifft, sind ihre Auswirkungen keinesfalls klar und vorhersehbar. Sie hängen in hohem Maße von der Art der Aktivitäten ab, die vor dem Schlaganfall während der Freizeit ausgeführt wurden, und von ihrer jeweiligen Bedeutung für den einzelnen Menschen.

„Die Sache ist – welcher Job?" – Arbeit, Freizeit und Aphasie

3.3.1 Nutzung der Freizeit vor der Aphasie

Die aphasischen Teilnehmer dieser Studie verfolgten vor ihrem Schlaganfall in ihrer Freizeit viele verschiedene Interessen, angefangen von sportlichen bis hin zu eher geruhsamen Aktivitäten, von sehr geselligen bis zu ganz allein gepflegten Hobbys. Viele trafen sich einfach mit Freunden und Verwandten und empfanden dies als die beste Möglichkeit, sich zu entspannen, sei es zu Hause, beim Einkaufen oder in Lokalen und Vereinen. Tischlern, Lesen, Fernsehen, Stricken, Handwerkeln, Gärtnern und Kochen wurden als Hobbys zu Hause aufgezählt. Beim Sport reichten die Interessen von Golf, Segeln, Wandern, Angeln und Bowling bis hin zum Fußball. Zu den kulturellen Aktivitäten gehörten Lesen, Schreiben, Theaterbesuche, Fotografieren, Tanzen und Musik. Einige waren auch in ehrenamtlichen Gruppen tätig, z. B. beim Unterrichten von Lesen und Schreiben, als Gruppenleiter bei den Pfadfindern oder Trainer im Fußballverein. Andere engagierten sich für bestimmte Interessengebiete in Abendkursen oder in einem Studium auf Teilzeitbasis. Die meisten Freizeitaktivitäten implizieren gleichzeitig wichtige soziale Komponenten. Das Übernehmen von Aufgaben in der Freimaurerloge, die Teilnahme an Schriftstellergruppen, der Besuch eines Fußballspiels oder Bowling, Bingo und Schach zu spielen, all das eröffnet die Gelegenheit, sich unter andere Menschen zu mischen und Freunde zu treffen.

Die persönlichen Einstellungen gegenüber der Freizeit variierten fast so stark wie die Interessen selbst. Manche konzentrierten sich auf spezielle Interessen, die sie mit geballter Aufmerksamkeit verfolgten. In einigen Fällen hatte dies eine derart gewichtige Bedeutung angenommen, daß die Aktivitäten in bezug auf die dafür erforderliche Zeit und Aufmerksamkeit die Merkmale einer Arbeit anzunehmen begannen. Andere Menschen nutzten eher sich zufällig ergebende Gelegenheiten und pflegten zahlreiche vorwiegend informelle Interessen. Für eine kleine Minderheit ließ ihr Arbeitsplatz, weil er mit einem großen Leistungsdruck verbunden war, nur wenig Zeit für Erholung und die Entwicklung anderer Interessen:

„Vor fünf Jahren, so beschäftigt wie immer, viel zu tun am Morgen, Abend, äh ... Morgen. Morgen, Nachmittag und Abend. Immer draußen, wissen Sie."

Lionel

3.4 „Ist ein bißchen erschreckend" – Faktoren, die die Nutzung der Freizeit bei einer Aphasie beeinflussen

Wenn die Krankheitsprozesse und die Rehabilitationsrituale abgeschlossen sind, kann ein Leben, das zuvor mit Arbeit ausgefüllt war, ungewiß und unstrukturiert erscheinen. Manche aphasische Menschen versuchen, sich nach neuen Aktivitäten umzusehen, diese zu organisieren und daran teilzunehmen, doch kann hierbei der Verlust der Sprache noch deutlicher zu Tage treten. Auch die Zeit mit Freunden und Verwandten zu verbringen, stellt Anforderungen an das Sprachvermögen. Dies ist selbst bei scheinbar passiven und allein durchgeführten Beschäftigungen erforderlich, etwa beim Fernsehen. Dadurch, daß sie die Sprache beeinträchtigt, wird die Aphasie zu einem der bedeutendsten Hindernisse für eine vollständige und konstruktive Nutzung der Freizeit. Natürlich wirkt sie nicht alleine, sondern in Kombination mit einer Reihe anderer Faktoren.

Hindernisse für die Nutzung der Freizeit bei Aphasie
- Sprachstörung
- Körperliche Faktoren
- Finanzielle Faktoren
- Faktoren der Mentalität
- Organisatorische Faktoren

3.4.1 Aphasie als Hindernis

Einige Möglichkeiten, sich zu entspannen und die Freizeit zu verbringen, scheinen durch die Aphasie besonders betroffen zu sein, da sie sehr stark von der Sprache abhängen. Plaudern mit Freunden, Briefe schreiben, Zeitschriften und Bücher lesen, all diese Aktivitäten hängen von der Sprache ab und sind vielleicht nur noch eingeschränkt oder gar nicht mehr möglich.

„Ich las immer ein Buch abends — bevor ich ins Bett gegangen bin, solche Sachen, aber ich kann das nicht mehr seit dem Schlaganfall. Ich schaffe gerade eine Seite oder so und dann wird es so, ich ... ich verstehe dann einfach nicht, was ich lese. Und lesen eine Seite am Abend und eine aus einem Buch ... na ja ... zu viel. Ich kann einfach nicht. Ich versuche es ... ich kann einfach nicht ... kann es nicht tun."

Trevor

„Die Sache ist – welcher Job?" – Arbeit, Freizeit und Aphasie

So wie Lesen, Zuhören, Schreiben und Sprechen als solches Spaß machen können, sind sie auch wichtige Hilfsmittel, die im Lernprozeß häufig eingesetzt werden, sei es beim alleine Lernen oder in Form eines Gruppenunterrichts. Die Belastung, die ihre Sprachfähigkeit dabei erfährt, führt dazu, daß viele aphasische Menschen Kurse abbrechen oder Angst haben, zu einem Unterricht zu gehen. Sharon beispielsweise würde gerne Astrologie studieren:

„Ich ... darüber nachdenken, welchen der An ... der Abend ... Klasse, aber ... äh ... ich mag Sterne und solche Sachen — Planeten und so etwas, aber ... äh ... Lesen und Schreiben ist schlecht und ... äh ... immer denke ich, ganz normale Leute gehen in den Unterricht und schreiben und denken über die Dinge ... äh ... kommen ... die Sprache gut und so. Aber mein Gott, es ist zu viel."

Da die Aphasie insbesondere die Fähigkeit schwächen kann, die Namen bestimmter Dinge zu finden, können gerade Interessen, die häufig Bestimmungen und Bezeichnungen erfordern, beeinträchtigt sein. Dies kann noch weiter verschärft werden, wenn der Schwerpunkt einer Aktivität auf der Auswahl des richtigen Begriffs aus mehreren Möglichkeiten liegt. Roger beschreibt, wie die Aphasie zwei seiner früheren Interessen belastet: das Beobachten von Vögeln und das Sammeln von Pflanzen. Er kann sehr wohl erkennen, was er sieht, findet aber die richtigen Namen nicht:

„Wie heißt so und so? — Mein Sohn fährt mich zu diesem See. Die Vögel dort. Die Vögel dort ... erkenne die Vögel. Namen finden ... nicht mal die Vögel. Ich kann nicht. — Macht mich verrückt, sehen, aber die Wörter vergessen. Wie all die äh ... wie äh ... Garten, Blumen."

Bestimmte Freizeitaktivitäten, die man alleine ausführt, sind von der Aphasie unabhängig. Sie kann jedoch die Fähigkeit beeinträchtigen, bestimmte Rollen zu übernehmen und an sozialen Interaktionen teilzunehmen, die mit konkreten Interessen in Verbindung stehen oder dafür maßgeblich sind. Deshalb kann der Vorsitzende eines Schachteams, der sehr wohl noch gut spielen kann, zögernd darauf reagieren, diese Rolle weiterhin zu übernehmen, da er dann auch Reden halten müßte und ständig mit der Angst konfrontiert wäre, nicht mehr zu wissen, was er sagen wollte. Die Frau, die früher regelmäßig Dinnerparties gegeben hat, zweifelt nun an ihrer Fähigkeit, die Gäste mit Anekdötchen und lustigen Geschichten zu unterhalten. Eine andere, die ihre Freunde gerne in der Kneipe getroffen hat, wird vielleicht nicht mehr mit der lauten Umgebung und den Unterhaltungen fertig, die zu schnell zwischen zu vielen Menschen stattfinden. Regelmäßige Kirchgänger und Spendensammler finden es schwierig, an dem Schwatz nach den Messen teilzunehmen und beginnen, sich auszuklinken. Die Aphasie kann also viele verschiedene Aspekte der Freizeit und Entspannung berühren und die Betroffenen zwingen, die Art ihrer Beteiligung an bestimmten Aktivitäten zu verändern oder sich von einer bestimmten Aktivität oder einem speziellen Interessenbereich ganz zurückzuziehen.

3.4.2 Körperliche Hindernisse

Viele aphasische Menschen verlieren aufgrund körperlicher Störungen bestimmte Freizeitinteressen und Beschäftigungen. Dies kann auch jene treffen, die unter keiner Lähmung leiden, jedoch andere körperliche Auswirkungen des Schlaganfalls erleben, zum Beispiel eine chronische Müdigkeit oder eine gestörte Koordination.

Lähmung, Schwäche, Müdigkeit, Mobilitäts- und Koordinationsverlust werden unvermeidlich die Teilnahme an Sportarten wie Golf oder Fußball und an Aktivitäten wie Tanzen beeinträchtigen. Die schlechte Zugänglichkeit von öffentlichen Verkehrsmitteln, Museen, Fußballplätzen, Galerien, Kinos, Kneipen, Cafés, Restaurants und Theatern kann zu einer wesentlichen Barriere für jene Personen werden, die eine gravierende körperliche Beeinträchtigung erlitten haben. Eine Epilepsie nach einem Schlaganfall, schlechte Koordination oder Schwäche können dazu führen, daß es für einen aphasischen Menschen riskant wird, Auto zu fahren, wodurch viele Aktivitäten zusätzlich eingeschränkt werden. Solche Verluste können schwer zu ertragen sein, besonders für jene, deren Identität weitgehend von ihren Interessen und Aktivitäten sowie von ihrer Arbeit und ihren Beziehungen bestimmt wird.

3.4.3 Finanzielle Einschränkungen

Die begrenzten Arbeitsmöglichkeiten und die Abhängigkeit von finanziellen Hilfeleistungen bedeuten, daß viele aphasische Menschen mit einer Reduzierung ihres Einkommens konfrontiert sind. Dies kann sich natürlich auch auf die Weiterführung kostspieliger Freizeitaktivitäten auswirken. Durch das Leben mit den neuen, meist eingeschränkten Mitteln kann es unmöglich werden, bestimmte Kosten aufzubringen, etwa um den Mitgliedsbeitrag in einem Golfklub oder die Kosten für einen Computer, eine Taxifahrt, eine Benzintankfüllung, eine Runde im Lokal, die Kursgebühren, eine Angellizenz, Pflanzen für den Garten oder für eine Fotoausrüstung zu finanzieren. Oft wird der Kostenfaktor bei den Einschränkungen von sozialen Tätigkeiten und Freizeitaktivitäten noch durch andere Faktoren verschärft.

Bettys aktives soziales Leben und ihre Freizeitgestaltung haben sich seit ihrem Schlaganfall aus mehreren Gründen dramatisch verändert. Ihre Aphasie bedeutet für sie, daß sie nicht mehr wie früher Geschichten und Artikel schreiben kann; darüber hinaus ist es für sie auch schwieriger geworden, an den Diskussionen in ihrer Schriftstellergruppe teilzunehmen: *„Ich gehe morgen in den Schriftstellerklub, wenn alles gut geht, und natürlich sprechen sie vorwärts und rückwärts ... äh ... gelehrte Diskussionen, und wenn ich sprechen möchte, hebe ich die Hand ... so gut bis hierher und äh ... sprechen. Aber bis es soweit ist, wissen Sie, habe ich vergessen, was ich eigentlich sagen wollte."* Sie erkennt auch, daß ihre Aphasie sie sogar daran hindert, einfache Romane zu lesen: *„Ich habe diesen Raum voller Bücher. — Äh, die Agatha Christies, die ich meterweise gelesen habe, wenn ich krank war oder vor dem Einschlafen, und nun muß ich alles immer wieder wiederholen."* Da sie ihr Einkommen nicht mehr durch das Schreiben von Artikeln aufbessern kann und nur von einer kleinen Rente aus ihrem früheren Arbeitsverhältnis und von ihrem Ersparten leben muß, ist Betty mit vielen Einschränkungen konfrontiert. Sie weiß, daß das Schreiben einfacher wäre, wenn sie ein Textverarbeitungsprogramm statt ihrer Schreibmaschine benutzen würde. Doch dies übersteigt ihre finanziellen Mittel: *„Ich mache so viele Fehler und der Computer kann sie verbessern, ohne daß man das alles nochmal durchgehen muß. — Ich hätte ihn schon vor Jahren kaufen sollen, konnte ihn mir damals aber auch nicht leisten."* Betty stellt fest, daß sie sich von ihren sozialen Kontakten sowohl wegen ihrer Aphasie als auch wegen ihrer finanziellen Lage zurückzieht: *„Mein soziales Leben ist zerstört, weil ich es (a) nicht will und es mir (b) nicht leisten kann. Ich kann nicht einmal mehr die Zeitung am Morgen bezahlen."* Eben weil sie sich jetzt auch keine Zeitung mehr leisten kann, hat sich ihr Selbstvertrauen in ihre Fähigkeit noch weiter reduziert, sich mit ausreichenden Kenntnissen mit ihren Freunden zu unterhalten. Sie hat auch ihr Auto aufgegeben, weil sie den Unterhalt nicht mehr zahlen konnte und weil sie der Straßenverkehr verunsicherte. Auch dies schränkt ihr soziales Leben ein, da sie nun von öffentlichen Verkehrsmitteln abhängig ist, die manchmal auch recht teuer sind, oder von ihren Freunden, die sie gelegentlich mit dem Auto abholen. Betty wird von ihren Freunden immer wieder ermutigt, zur Schriftstellergruppe zu kommen und an den Diskussionen teilzunehmen. Obwohl sie teilnimmt, findet sie die Erfahrung deprimierend, weil sie ihr jedesmal aufs neue verdeutlicht, wie sehr sie sich verändert hat. Sie fühlt sich nicht mehr als jene kluge, gelehrte, sprachgewandte Frau, die sie früher einmal war.

3.4.4 Hindernisse durch die Mentalität

Betty äußert ihren Kummer im Zusammenhang damit, daß bestimmte Aspekte ihrer Identität, zu denen das Schreiben und das Sprechen gehören, nicht mehr vorhanden sind. Dieses Gefühl erleben viele aphasische Menschen. Verlegenheit, Gefühle der Inkompetenz, Depressionen und ein tiefer Vertrauensverlust können die Wiederaufnahme von Freizeitaktivitäten genauso behindern wie der formale Verlust der Sprache durch eine Aphasie. Wie Betty empfinden viele Menschen, daß sie wegen ihrer Einschränkungen beim Lesen und Sprechen sowie in ihrem Lebensstil zu Treffen und Unterhaltungen mit anderen nur wenig beizutragen haben.

Angstgefühle wegen einer vermuteten eigenen Inkompetenz vermischen sich mit Befürchtungen über die Reaktionen anderer Menschen auf ihre Aphasie. Dies kann es sehr schwierig werden lassen, die früher geliebten Aktivitäten, wie etwa den Besuch der Stammkneipe, wieder aufzunehmen, besonders wenn wegen des Stresses in der Bar das Bestellen eines Getränkes durch die Aphasie offensichtlich noch weiter erschwert wird:

„Auch heute gehe ich einmal in der Woche mit meiner Frau essen. Ich gehe ins Restaurant und nichts kommt raus. Die Leute schaun mich an und sagen: 'Was ist denn mit dem Mann los?' Aber das geht nach einer Weile wieder weg. Das kann ... oh, das kann überall durchkommen, aber ich glaube, die Leute denken, ich bin betrunken."

Fred

3.4.5 Organisatorische Hindernisse

Aphasische Menschen können sich mit einer ganzen Reihe von organisatorischen Hindernissen konfrontiert sehen, wenn sie versuchen, ihre Freizeitinteressen zu erhalten oder weiterzuentwickeln. Einige davon können ganz praktischer Art sein, z. B. eine Aktivität zu finden, die in der Nähe der Wohnung und zu einer geeigneten Tageszeit stattfindet. Ein anderes organisatorisches Hemmnis besteht darin, die jeweils benötigten Informationen zu erhalten, ein Prozeß, der oft durch die Aphasie nachhaltig erschwert werden kann. Schon das Wissen, einen geeigneten Kurs, einen Verein oder eine Klasse finden sowie den Treffpunkt, die Kosten und die Zeit überprüfen und über einen Ort diskutieren zu müssen, kann einen Menschen, der unter einer Aphasie leidet, entmutigen, die bereits im voraus erforderlichen Anstrengungen allein in Angriff zu nehmen. Bereits das Vereinbaren eines Treffens mit Freunden wird eine ganze Reihe von sprachlichen Prozessen auslösen, z. B. anrufen, sich auf ein Datum einigen, den Zeitpunkt notieren, den Treffpunkt festlegen und gegebenenfalls Veränderungen einer getroffenen Absprache vermerken.

Zu jedem Zeitpunkt können sich in diesem Prozeß irgendwelche Dinge in die falsche Richtung entwickeln. Beim Einschreiben in einen Kurs kann es z. B. schwierig sein, Informationen über die bestehenden Bedürfnisse, die durch die Aphasie verursacht werden, zu erläutern und andererseits jene Informationen zu verstehen, die angeboten werden. So wurde ein aphasischer Mann, der an unserer Studie teilgenommen hat und einen Kurs zur Verbesserung seiner Rechtschreibung belegen wollte, fälschlicherweise in einen Kurs für Personen mit Lernschwierigkeiten eingetragen. Selbst Menschen, deren Sprachvermögen nicht gestört ist, empfinden solche organisatorischen Probleme manchmal als ausgesprochen schwierig. Für einen Menschen mit einer Aphasie, der vielleicht jeden Telefonanruf planen und vorher proben muß, kann sich dies jedoch zu einer entmutigenden Aussicht entwickeln.

Vielleicht ist dies der Grund, warum so wenige Menschen mit einer Aphasie aktiv die Umstrukturierung ihrer Freizeit in Angriff nehmen. Viele sind zufrieden damit, eine sich bietende Chance zu ergreifen, die es ihnen ermöglicht, Interessen und Beziehungen zu jenen zu entwickeln, die sie in den Therapien, Tageszentren oder Schlaganfallgruppen kennengelernt haben, eben weil diese Situationen bereits organisiert, verfügbar und zugänglich sind. Solche Gelegenheiten können neue Erfahrungen und die Möglichkeit bieten, neue Interessen und Fertigkeiten zu entfalten.

3.5 „Mehr Spaß haben" – Zeitvertreib bei einer Aphasie

Viele Menschen mit einer Aphasie sind in der Lage, Wege zu finden, wie sie ihre überschüssige Zeit nutzen können, die ihnen nun zur Verfügung steht, weil sie nicht mehr arbeiten oder weil sie frühere Interessen aufgegeben haben.

3.5.1 Anpassung von Freizeitinteressen

Wir erhielten zahlreiche Beispiele für die Möglichkeiten, wie bestimmte Interessen in einer veränderten Form trotz der körperlichen Störungen weiterverfolgt werden können. Diese Beispiele schaffen eine nützliche Struktur für Anpassungen, die den Sprachfähigkeiten eines aphasischen Menschen entsprechen. So kann etwa der Sportfan, der *„traurig, sehr traurig"* ist, weil er nicht mehr wie vorher Fußball spielen kann, entdecken, daß er trotz seiner rechtsseitigen Schwäche Tennis und Billard spielen kann, wenn auch in einer seinen Möglichkeiten angepaßten Form; die frühere Bowling-Meisterin kann nun in ihrer örtlichen Schlaganfallgruppe kegeln. Dieses Einleben in die veränderte Situation kann in gewissem Maß Brücken zu bestimmten Aspekten des früheren Ich schlagen. Govi, ein passionierter Autofahrer, führt zu diesem Thema an:

„Ich bekam ein Auto, angepaßt für mich. Und ... äh ... Auto ist sehr wichtig. Ich bin schon gefahren, als ich sechs war. — Meine Freundin hat alles für mich getan. Du mußt einen Test machen. — Der ist nicht einfach. Nein. — Nach fünf Monaten im Krankenhaus sagte ich ihr: 'Ich kann fahren.' Aber ... äh ... dann ließ ich mir Zeit, weil ich weiß, es ... ich war ... ich wollte ... äh ... ich war ... wie sollte ich es machen? Ich wäre gestorben für das Autofahren. Ja, ja. Weil ich mein ganzes Leben lang so gern gefahren bin. Äh ... einfach, weil ich ohne ein Auto nicht leben kann."

Entsprechend können auch Interessen manchmal angepaßt werden, um der Veränderung der Sprachfähigkeit Rechnung zu tragen. Jene Menschen, die früher gerne gelesen haben, erkennen manchmal, daß sie diesem Interesse weiter nachgehen können, indem sie auf Kassetten gespeicherte Bücher über ihren Rekorder hören. Probleme bei der Bewältigung schwieriger Strickmuster bedeuten noch lange nicht, daß man gar keine Handarbeiten mehr fabrizieren kann. Knüpfen z. B. erfordert nur die Fähigkeit, Größe und Farben ohne den Gebrauch der Sprache auszuwählen, doch das Endergebnis kann komplex, gekonnt und befriedigend sein. Frühere intensive soziale Kontakte können z. B. durch die ungezwungene und entspannte Atmosphäre in einer Vereinskneipe ersetzt werden:

„Ich kann mich unterhalten und dann, wissen Sie, kann ich mich wieder zurückziehen oder was auch immer."

Edward

Manche finden heraus, daß sie ihr Interesse und ihre Freude an der Literatur anpassen können, selbst wenn sie nicht mehr selbst lesen oder einem Vorlesenden zuhören und ihn verstehen können. Ken z. B. hat ein Buch, in dem er ein Gedicht aufgeschrieben hat, das er früher immer gern gelesen hat. Für ihn war es der Mühe wert, dies zu tun, weil er sich dadurch mit einer Sache identifizieren kann, die er jetzt nicht mehr ganz versteht. Zu lernen, etwas abzuschreiben oder mit einem Textverarbeitungsprogramm umzugehen, kann das Gefühl verstärken, daß die geschriebene Sprache wieder etwas leichter zugänglich wird.

3.5.2 Entwicklung neuer Interessen

Gravierende Sprachschwierigkeiten können die Teilnahme an allen Freizeitaktivitäten, für die die Benutzung der Sprache von großer Bedeutung ist, einschränken oder entsprechende Anpassungen erfordern. Viele aphasische Menschen erleben unter diesen Umständen, daß sie neue Fähigkeiten erlernen müssen, die den Gebrauch der Sprache mehr oder weniger umgehen. Malen, Töpfern, Schnitzen, Gravieren, Musikhören und Blumenbinden sind solche Aktivitäten, die auch von Menschen mit erheblichen Sprachstörungen bewerkstelligt werden können. Viele dieser Aktivitäten können weitgehend ohne den Gebrauch der Sprache ausgeführt oder aufgenommen werden und sind häufig Teil des Repertoires an Aktivitäten, die in Tageszentren angeboten werden. Für jemanden wie Jack, der eine schwere Aphasie hat, ist das Malen zu einem Lebensinhalt geworden. Er sagt:

„Ich drücke mich aus, ich malen."

Eine geringe Anzahl von Menschen mit einer Aphasie entdeckt vielleicht, daß sie infolge ihrer Erfahrung mit der Aphasie und ihrer Behandlung ganz neue Interessen entwickeln konnte. Möglicherweise sind sie von dem Thema Sprachstörungen so fasziniert, daß sie beschließen, es genauer zu erforschen. Andere möchten ihre diesbezüglichen Erfahrungen vielleicht schriftlich festhalten. Das Interesse, andere aphasische Menschen zu unterstützen, kann sich zu einer ehrenamtlichen Tätigkeit ausweiten und Gelegenheiten schaffen, um neue Freundschaften zu schließen und neue Formen des sozialen Lebens zu entwickeln. Wenn ein aphasischer Mensch zum ersten Mal mit einem Textverarbeitungsprogramm und einem Computer, die man in den Therapien immer häufiger einsetzt, konfrontiert wird, können sich hieraus für ihn ganz neue Interessen eröffnen:

„Wie ... wie vor acht Jahren war noch: 'Computer? Das muß ein Witz sein. Keine Chance.' Und jetzt, wie jetzt, wie vor vier, fünf Jahren ist es: 'Ja, ich versuche es.' Ich lerne die Tastatur und ich mag es gerne. Ja, ich mag es gerne."

Stephen

3.6 „Ich habe kein Leben mehr" – Reaktionen auf die Veränderungen des Lebensstils

Aphasische Menschen erleben ganz unterschiedliche Reaktionen auf die Veränderungen ihrer Gewohnheiten bei Arbeit und Freizeit. Einige fühlen sich durch den Verlust überfordert und finden es schwierig, von dem Gefühl der Bitterkeit, der Trauer und des Bedauerns loszukommen. Auf der anderen Seite gibt es Menschen, die empfinden, daß sich ihre Würdigung des Lebens und die Freude daran sogar gesteigert haben, sei es durch die Erfahrung, einen Schlaganfall überlebt zu haben, oder durch die relative Freiheit, die sich für sie daraus ergibt. Sie schätzen alle normalen alltäglichen Tätigkeiten nun viel intensiver.

„Ich bin sehr zufrieden mit dem, was ich tue."

Douglas

„Ich denke mir: Gott sei Dank, ich kann fernsehen."

Pearl

Den goldenen Mittelweg haben all jene gefunden, die ihren Verlust durchaus erkennen und darüber auch traurig sind, ihn jedoch tolerieren und das beste daraus machen.

Madge war vor ihrem Schlaganfall mit ihrer Arbeit stets gut ausgelastet, sie versorgte ihre alte Mutter und führte ein aktives soziales Leben: *„Ich hatte solch ein Leben vorher. Ich hatte einen Freund und ich hatte Mama und meine Freundinnen. Ich fuhr jedes Wochenende weg. — Ich hatte ein viel aktiveres Leben vorher."* Nach Madges Schlaganfall mußte, da sie nicht mehr gehen und durch eine mäßige Aphasie nur noch undeutlich sprechen konnte, ihre Mutter in ein Altersheim gebracht werden, wo sie bald darauf verstarb. Madge geht jetzt nur noch selten aus, höchstens in die Schlaganfallgruppe, und in den Ferien besucht sie ihre Verwandten. Sie könnte es organisieren, wieder in ihren alten Verein zu gehen, doch sie empfindet eine große Scheu davor, Leuten zu begegnen, die sie daran erinnern, wie sie früher war: *„Ich habe Angst, mich sehen Freunde. Nicht nur Freunde, auch Nachbarn. — Ich bekomme einen Horror, wenn ich Leute treffe, die ich kenne. — Manchmal denke ich: 'Oh, wie gerne würde ich heute abend ausgehen.' Aber das geht wieder vorbei."* Madge erlaubt sich ein paar Schlückchen Whisky am

Abend und schaut fern. Manchmal kommen enge Freunde zu Besuch oder rufen sie an. Sie findet es irgendwie ironisch, daß sie, obwohl es ihr finanziell durch das Krankengeld nun besser geht als vorher, ihren relativen Wohlstand nicht so genießen kann, wie sie es sich wünscht: *„Obwohl ich nicht viel mache, bin ich nicht deprimiert oder gelangweilt. — Ich trinke immer noch gerne ein Schlückchen. Ich bin immer so glücklich. — Früher war mein Leben aktiver. Aber ich wünschte, ich hätte bestimmte Dinge damals gehabt ... und jetzt habe ich das Geld. Mir geht es finanziell besser als je zuvor. Aber im ganzen geht es mir nicht besser, weil ich kein Leben mehr habe."*

Menschen mit einer Aphasie sind nicht die einzigen, die durch die veränderten Strukturen von Arbeit und Freizeit betroffen sind. Familienangehörige, Freunde, Arbeitgeber und Arbeitskollegen stellen in vielen Fällen fest, daß auch sie nun eine andere Rolle zu spielen haben und versuchen müssen, sich an die Umstände anzupassen, die ein Schlaganfall mit sich gebracht hat. Im nächsten Kapitel wird untersucht, was zwischen aphasischen Menschen und ihren Mitmenschen geschieht, wenn die Sprache beeinträchtigt oder nicht mehr vorhanden ist.

4 *„Darf ich auch mal was sagen?"* – Familie, Freunde und Aphasie

Eine Aphasie trifft nicht nur diejenigen, die daran erkrankt sind. Die Auswirkungen der Sprachstörung werden von dem gesamten sozialen Netzwerk wahrgenommen, von Partnern, Kindern, Eltern, Geschwistern, Freunden und Kollegen. Sobald die Menschen mit einer Aphasie konfrontiert werden, steht für sie auch eine Anpassung ihrer Beziehungen zu der aphasischen Person bevor, die tiefgreifend und langfristig sein kann. Der Grund liegt darin, daß Sprache für alle Beziehungen von fundamentaler Bedeutung ist. Man setzt sie unter anderem ein, um Einladungen auszusprechen, Vorschläge zu machen, Fragen zu stellen, Ratschläge zu geben, zu streiten, zu tadeln, zu verhandeln, zu scherzen und zu beruhigen. Die sich ändernden Bedürfnisse und Einstellungen der Menschen werden zum großen Teil durch das Medium Sprache artikuliert und erwidert. Als Hindernis für das Senden und Empfangen solcher Mitteilungen reduziert die Aphasie den Einfluß einer Person auf den Prozeß, der bis zum Zeitpunkt der Erkrankung generell wechselseitig stattfand.

In diesem Kapitel soll nun untersucht werden, wie der Verlust der Sprache die verschiedenen Formen möglicher Beziehungen beeinflußt. Dabei möchten wir versuchen, nachzuvollziehen, wie aphasische Menschen, aber auch ihre Freunde und Familien mit den neuen Anforderungen der Kommunikation umgehen. Dies geschieht jedoch grundsätzlich nur aus der Sichtweise der aphasischen Menschen selbst, nicht also aus der Sicht der anderen, sie umgebenden Personen. Die Erfahrungen, Kommentare und Interpretationen, die in diesem Kapitel vorgestellt werden, zeigen also nur eine Seite der Medaille.

4.1 „Kann Helen nicht trösten" — Wie die Aphasie Ehe und Partnerschaft beeinflußt

Während einige Partnerschaften und Ehen keinen Bestand hatten, blieben die meisten aphasischen Menschen, die an dieser Studie teilnahmen, mit ihrem Partner zusammen. Unabhängig davon, ob es zu einer Trennung kommt oder nicht, können allerdings zahlreiche Konsequenzen eines Schlaganfalls in einer Partnerschaft zu Streß führen. Dies kann beide Partner betreffen und Disharmonie oder Streß auch in jene Beziehungen tragen, die weiterbestehen.

> Welche Faktoren fördern nach einem Schlaganfall den Streß in einer Partnerschaft?
> - Veränderungen der Kommunikation
> - Körperliche Veränderungen
> - Emotionale Veränderungen
> - Rollenveränderungen

4.1.1 Veränderungen der Kommunikation

Es kann für ein Paar sehr belastend sein, nicht kommunizieren zu können, besonders zur Zeit des Traumas selbst. Wenn ein Partner plötzlich an einem Schlaganfall erkrankt, müssen bestimmte wichtige Fragen gestellt und Pläne und Arrangements diskutiert und bestätigt werden. Eine schwere Aphasie kann bedeuten, daß es sogar unmöglich ist, ganz grundlegende Bedürfnisse zu äußern, ganz abgesehen von Ängsten und Sorgen. Menschen mit einer etwas weniger ausgeprägten Aphasie sind vielleicht trotzdem nicht in der Lage, ihre Sorgen mitzuteilen, Fragen zu stellen oder einen ängstlichen Partner zu trösten. Solche Streßsituationen können Gefühle der Wut, Frustration und Depression entstehen lassen. Eine familiäre Quelle des Trostes kann versiegen, weil beruhigende Worte nicht mehr ausgesprochen oder verstanden werden können. Auch ist es möglich, daß sich wichtige Erfahrung mit anderen nicht teilen lassen, weil man darüber nicht sprechen kann.

Partner entwickeln deshalb oft ihre eigenen Strategien, wenn sie versuchen, die Kommunikation mit einer aphasischen Person aufrechtzuerhalten. Dabei kann es nützlich sein, den aphasischen Menschen direkt anzusprechen und ihm ausreichend Zeit für die Kommunikation zu lassen. Zu den weniger hilfreichen Strategien gehört, den Versuch zum Sprechen zu unterbinden, den

Satz zu beenden, den eine aphasische Person begonnen hat und Sätze korrigierend zu wiederholen. Auch wenn dahinter eine gute Absicht steht, können solche Strategien Frustration und Wut bei dem aphasischen Menschen verursachen, der vielleicht noch nicht einmal widersprechen kann.

Veränderungen der Kommunikation bedeuten nicht nur, daß der Austausch von Informationen und Ideen schwierig wird. Es können sich auch Auswirkungen auf andere Aspekte der Beziehung einstellen, wenn z. B. ein aphasischer Mensch gar nichts mehr vor seinem Partner geheimhalten kann. Eine erlahmende Kommunikation kann sich auch auf die sexuelle Beziehung eines Paares auswirken:

Interviewer: *Hat es die Beziehung zwischen Ihnen und Ihrer Frau beeinträchtigt ... das Sprachproblem? —*
Ken: *Ja, ja, ja.*
Interviewer: *In welcher Weise?*
Ken: *Zwei Betten.*

4.1.2 Körperliche Veränderungen

Die Sexualität zwischen Partnern kann infolge jener körperlichen Veränderungen beeinflußt werden, die durch den Schlaganfall ausgelöst worden sind. Veränderungen der äußeren Erscheinung, des Körperbildes und der Gestalt, Verlust der Bewegungsfähigkeit und der Sensibilität oder Müdigkeit und Angst vor Anstrengungen sorgen, wenn sie kombiniert auftreten, dafür, daß das sexuelle Interesse auf beiden Seiten nachläßt. Die Müdigkeit kann beide Partner betreffen, insbesondere wenn die Person mit der Aphasie viel körperliche Hilfe und Unterstützung braucht.

Rose beschreibt einen besonderen Aspekt des Stresses, mit dem ihre Ehe an den ersten Tagen nach dem Schlaganfall konfrontiert war. Nahezu unfähig zu sprechen und mit einer geschwächten rechten Seite verbrachte Rose nach der Rückkehr aus dem Krankenhaus ihre Tage hauptsächlich mit der Versorgung ihres Babys und ihres kleinen Sohnes, allerdings mit Unterstützung ihrer Schwiegermutter und ihres Mannes. Ihr Mann begann während dieser Zeit, die anhaltenden Auswirkungen des Schocks und des Traumas zu erkennen, unter denen sie beide gelitten hatten. Als er wieder zur Arbeit gehen mußte, erlebte sie in vollem Umfang die körperlichen Veränderungen und ihre Erschöpfung, kombiniert mit veränderten Kommunikationsstrukturen, was zu verstärkten Spannungen zwischen beiden führte. Sie begannen, sich auseinanderzuleben: *„Er geht um acht Uhr früh aus dem Haus zur Arbeit und kommt um sieben oder acht abends wieder heim. Ich stehe mit den Kindern* *auf und gehe mit den Kindern wieder schlafen, darunter hat unsere Beziehung natürlich gelitten. — Ich habe durch die Medikamente so viel zugenommen und ich fühle mich schrecklich in meiner Haut. Ich meine, innen drin bin ich so unglücklich, doch ich mache für alle Beteiligten gute Miene. Aber innen drin fühle ich mich scheußlich. — Er ist sehr eloquent und sprachgewandt und ich meine, ich kann da jetzt nicht mehr mithalten, weil er mir einfach so überlegen ist. Normalerweise sind wir gleichwertig, aber er ist jetzt so überlegen und dadurch fühle ich mich so schlecht und beschissen. Ich fühle mich wie eine im Haus wohnende Kinderfrau. Und so fühle ich mich zwei Jahre später immer noch."* Die Beziehung hat diese Phase jedoch überlebt, und das Paar hat heute wieder ein sehr enges Verhältnis.

4.1.3 Emotionale Veränderungen

Roses Darstellung zeigt, wie körperliche Veränderungen und Erschöpfung zusammen mit ihrer Kommunikationsstörung dazu geführt haben, daß sie sich elend fühlte, obwohl sie dagegen angekämpft hat. Emotionale Reaktionen auf einen Schlaganfall können von Wut und Frustration bis zur Depression reichen. Solche Emotionen und die vielfältigen Schwingungen dazwischen können immer wieder radikale Auswirkungen haben, wenn die Betreffenden kommunizieren möchten. Der Umgang mit einer solchen Situation kann auch für den Partner recht schwierig sein, besonders wenn er selbst noch mit den eigenen Gefühlen kämpft, zu denen ebenso Wut, Angst, Schuld und Trauer über all die Aspekte gehören, die der andere verloren hat. Sharon formuliert dies folgendermaßen:

„Zu viel von mir behindert. — John sieht mich ... äh ... wie wütend oder vielleicht Kind. — Immer ja, aber er hat Launen. Ja Launen ... äh ... Launen, die ändern sich, oh Gott ... ich ... äh ... lethargisch und weinen und so. Es war zu viel und ich immer normal, lachen, Witze und raus und spielen und Sport ..."

4.1.4 Rollenveränderungen

In einer Partnerschaft tritt infolge der Veränderungen der Sprache und anderer Auswirkungen eines Schlaganfalls ein Rollenwandel ein. Der Verlust der Arbeitsstelle kann für den aphasischen Menschen finanziell und emotional sehr belastend sein. Vielleicht muß sich der Partner jetzt selbst eine Arbeit suchen oder eine Vollzeitstelle annehmen. Einige Partner, sei es der Mann oder die Frau, verzichten ganz auf ihre bisherige Arbeit oder Freizeit und übernehmen eine Betreuung rund um die Uhr. Die Tage sind ausgefüllt mit Waschen,

Füttern, Umlagern und all den anderen Aufgaben, die für eine Person mit gravierenden körperlichen Problemen erledigt werden müssen. Manche übernehmen neue Aufgaben im Haushalt, etwa das Kochen oder die Verwaltung der Familienfinanzen, weil der aphasische Partner dies nicht mehr bewältigen kann. Beide Partner werden vielleicht verzehrt von der Sorge über ihre finanzielle Situation und müssen infolge der nun begrenzten Mittel mit Einschränkungen ihres bisherigen Lebensstils zurechtkommen. Nicht nur das Gefüge des alltäglichen Lebensablaufs, sondern auch die aphasische Person selbst und ihr Partner müssen sich an die Veränderungen anpassen, häufig ohne daß man lange darüber zu diskutieren braucht. Manche fühlen sich von dieser neuen Rolle auf Dauer überfordert. Andere können demgegenüber die veränderte Situation leichter akzeptieren.

Les und seine Frau führten vor seinem Schlaganfall eine sehr glückliche Ehe. Sie hatten jedoch einen Großteil ihres Arbeitslebens getrennt verlebt, da er Nachtschichten machen mußte und sie am Tag arbeitete und außerdem noch ihre betagte Mutter versorgte, die an der Alzheimer-Krankheit litt. Ihr Sohn lebte ebenfalls noch zu Hause. Nach seinem Schlaganfall war Les froh, mit der Arbeit aufhören zu können, und verbrachte die meiste Zeit zu Hause. Seine Frau, die schon durch ihre früheren Verpflichtungen stark beansprucht gewesen war, mußte nun auch noch die Haushaltsfinanzierung übernehmen, die bisher seine Domäne gewesen war. Dadurch, daß sie nun die ganze Zeit zusammen waren, begann das Paar, Spannungen zu spüren: *"Du stellst fest, daß du überfordert bist. — Du siehst, jeder braucht seinen Raum. Und du denkst dir: 'Ein Haus mit drei Schlafzimmern ist groß genug.' Ist es aber nicht."* Sie bat ihren Sohn, von zu Hause auszuziehen, was Les zu diesem Zeitpunkt nicht wollte; heute denkt er aber, daß es richtig war. Als dann ihre Mutter gestorben war, lebte sich Les' Frau in die Pflegetätigkeiten ein und fühlte sich nun entspannter im Hinblick auf den Schutz und die Hilfe, die sie ihm gewährleisten wollte: *"Sie geht darin auf. Sie sorgt sich um dies und das und sie kann sogar anderen Menschen bei Dingen helfen, wo wir nie Hilfe hatten. — Meine Frau hat sich immer gern um alles gekümmert. — Ich trage jetzt gar keine Verantwortung mehr. Ja, wenn ich ausgehe, nehme ich noch nicht einmal Geld mit — weil meine Frau alles macht."*

4.2 „Ich kann doch nichts dafür" – Partnerschaftliche Strukturen bei einer Aphasie

Wenn eine Aphasie bestehen bleibt und sich all die Auswirkungen eines Schlaganfalls manifestiert haben, müssen beide Partner Kommunikationsstrategien entwickeln, damit sie weiter gemeinschaftlich mit den Lebensereignissen umgehen können. Für einige bleibt der Prozeß, aufeinander einzugehen, weiterhin komplex und stellt jedesmal eine erneute Anstrengung dar. Andere gelangen zu eher vorhersehbaren Umgangsformen, wenn die körperlichen und kommunikativen Fähigkeiten deutlicher werden. Manche aphasische Menschen beschreiben, wie sie bei jedem Austausch von ihrem Partner in einer ganz bestimmten Weise behandelt werden. Die möglichen Ansätze für die Partnerschaft, welche der nichtaphasische Partner ergreift, können von positiv und hilfreich auf der einen bis zu feindselig und destruktiv auf der anderen Seite empfunden werden.

Nur wenige Menschen sind aber offensichtlich in der Lage, ihrem aphasischen Partner jene Unterstützung zu bieten, die einen sensiblen Ausgleich zwischen Unterstützung und Respekt gewährleistet. Während ein solches Gleichgewicht oft nur schwer zu erreichen ist, können einige ihren aphasischen Partnern durchaus den überzeugenden Eindruck vermitteln, daß sie geliebt und geschätzt werden. In manchen Fällen wächst sich die Unterstützung allerdings in eine extreme Schutzhaltung aus, wenn nämlich der Partner versucht, der aphasischen Person jeden Streß und alle Einwirkungen der äußeren Welt fernzuhalten. Doch der Verlust der Kommunikationsfähigkeit kann auch dazu führen, daß manche ihren aphasischen Partner derart dominieren, daß sie jede seiner Interaktionen kontrollieren und ihm jede Entscheidungsfreiheit entziehen. Für ganz wenige kann die Aphasie auch noch nachteiligere Reaktionen auslösen. Manche aphasische Menschen haben das Gefühl, von ihrem Partner kontinuierlich ignoriert oder abgelehnt zu werden, andere erleben, daß ihre Kommunikationsversuche sogar mit Feindseligkeit und Wut aufgenommen werden.

Solche Beziehungsstrukturen können bereits seit vielen Jahren, lange bevor die Aphasie aufgetreten ist, in irgendeiner Form in der Partnerschaft Bestand haben und somit einem Paar bestens vertraut sein. Obwohl sie manchmal destruktiv und negativ erscheinen, ist dies nicht immer der Fall. Solche Strukturen sollten nicht pauschalierend beurteilt werden, da sie durchaus auch Bewältigungsstrategien sein können, durch die die Partner für sich selbst eine Methode erarbeiten, wie die Beziehung funktionieren kann. Es ist z. B. möglich, daß sich ein aphasischer Mensch wohlfühlt, wenn er von seinem Partner beschützt wird, und es sehr schätzt, wenn ihm jede Verantwortlichkeit abgenommen wird. Selbst die Reaktion eines Partners, der auf die Kommunikationsversuche stets mit Verzweiflung, Wut oder Verachtung reagiert, kann vorhersehbar und damit in irgendeiner Form auch beruhigend sein, wenn so etwas auch nicht unbedingt erfreulich ist.

Ein Paar, das mit einer Aphasie leben muß, wird mit der schwierigen Aufgabe konfrontiert, den Bedarf des betroffenen Partners an Unterstützung bei jedweder Kommunikation zu gewährleisten, ohne daß dabei der Respekt und die Anerkennung verlorengehen. Offensichtlich bewirkt eine Aphasie die Einschränkung des Repertoirs bestehender Strukturen, so daß es für ein Paar schwierig werden kann, Möglichkeiten der Unterhaltung zu finden. Der Grund dafür liegt teilweise darin, daß beide Partner in einer Unterhaltung eine neue, oft noch vorläufige und unsichere Sprache benutzen müssen. Aber da die Aphasie darüber hinaus verursachen kann, daß jemand gar kein Potential mehr zum Widerspruch, zur Beschwerde und zur Konfrontation oder einfach nur zur Unterhaltung hat, ist es auch möglich, daß manche Menschen ausgenutzt werden.

Für **Alice**, deren Sprache sehr gestört ist, war der Verlust ihres Krankengeldes an ihren Mann der letzte Tropfen, der das Faß zum überlaufen brachte und dazu führte, daß sie sich einer zerütteten Ehe entzog. Ihr Mann hatte ihr Krankengeld mit der Aussage an sich genommen, für sie etwas kaufen zu wollen, und dann alles Geld für Alkohol ausgegeben und ihr nur ein paar Mark pro Woche gelassen, damit sie im Gemeindezentrum abends essen gehen konnte. Da sie weitgehend unfähig war, sich in Worten auszudrücken und somit nicht widersprechen konnte, entschied sie, von zu Hause auszuziehen. Sie sparte das Geld für ihr Abendessen, bis sie genug zusammen hatte, um ein Taxi bezahlen zu können, das sie zu ihrer Tochter bringen sollte:

Alice: *Äh ... nein. Bier. Bier. Oh ja.*
Interviewer: *Er hat viel getrunken?*
Alice: *Oh ja, ja, ja. Oh ja.*
Interviewer: *Und er ist dann bald ausgezogen?*
Alice: *Nein ich, — Taxi ich. Ja.*

Während solche Darstellungen ganz dramatisch verdeutlichen, welche Probleme in einer Partnerschaft auftreten können, die von einer Aphasie betroffen ist, zeigen sie noch nicht die Subtilität und Komplexität der Gefühle eines aphasischen Menschen gegenüber seinem Partner, der mit all den Veränderungen zu kämpfen hat, die ein Schlaganfall mit sich bringt. Gefühle können kumulieren, so daß ein- und dieselbe Person sowohl Besorgnis als auch Schuldgefühle empfinden kann, weil der Partner offensichtlich am Ende seiner Kräfte ist, und gleichzeitig ärgerlich sein, weil sie selbst die vielen Dinge nicht erledigen kann, die ihrer Meinung nach bewältigt werden müßten, und die Reaktionen des Partners argwöhnisch verfolgt, die sich in Wut und Ärger ausdrücken können. Solche komplexen Gefühle sind im einzelnen schwierig auszudrücken, aber manche Bedürfnisse können auch mit einer beschränkten Sprache einfach und aussagekräftig vermittelt werden: *„Mary — Streichholz."*

Nach einem Schlaganfall mußte **Stephen** seine berufliche Laufbahn aufgeben. Seine Frau ging nun ganztags arbeiten. Sie führte den Haushalt und übernahm die häuslichen Finanzen, weil Stephens ausgeprägte Aphasie es ihm unmöglich machte, dies weiterhin zu bewältigen. Das Vertrauen in seine früheren Freundschaften hatte er zwar verloren, aber auf seine Frau konnte sich Stephen verlassen als eine Person, mit der er jederzeit kommunizieren konnte. Stephen schätzte die beständige Unterstützung, die sie ihm gewährte, und all die Arbeit, die sie in das Familienleben und in ihre Beziehung steckte: *„Meine Frau ist ein Geschenk Gottes."* Während er seine Dankbarkeit ihr gegenüber zum Ausdruck bringen kann, kämpft Stephen mit anderen, komplexeren Emotionen, wenn er zu beschreiben versucht, wie sich ihre gegenseitige Beziehung verändert hat: *„Ich wünschte, die Rollen wären anders herum verteilt ... weil dann ... verstehen Sie mich um Gottes Willen nicht falsch, ich wünsche niemandem einen Schlaganfall, aber einfach die Rollen anders herum. Immer Du, Audrey, meine Frau, und ich gehen, sprechen und Witze machen, aber nur die Rollen vertauscht, ein Schlaganfall. Und ich frage mich, wie Audrey wäre ... Rollen vertauscht ... ich zweifle sehr, ob es der ... äh ... wie kann ich das nur erklären? Nein, nein, verstehen Sie mich nicht falsch, ich liebe sie über alles. Ich liebe sie über alles. — Und wie eine kurze Laune. Sehr kurz. OK, verstehen Sie mich nicht falsch, es ist wie Montag bis Freitag neun Minuten vor fünf, sehr müde. Sehr müde. Wie halb sechs, drehe den Schlüssel herum und ... äh: 'Ich bin total geschafft. — Ich nehme erst mal ein Bad.' Und um sieben schlafe ich ein. Es ist immer derselbe alte Rhythmus. — Alle Beziehungen fehlen jetzt. Um die Ecke. Ich weiß nicht. Vielleicht ... vielleicht ... vielleicht ich."*

4.3 „Die Sache ist, ich kann nicht reden" – Streß in Familie und Partnerschaft

Obwohl viele Paare Möglichkeiten finden, ihr Alltagsleben gemeinsam weiterzuführen, können schwere Familienkrisen die Sprachfähigkeit eines aphasischen Menschen mit seinen Grenzen konfrontieren. Solche Krisen sind z. B. die Entdeckung, daß ein Kind Drogen nimmt, finanzielle Sorgen, die schwere Erkrankung eines Familienangehörigen, Scheidung und Trauerfälle. Ereignisse wie diese bewältigen Menschen hauptsächlich durch Sprache und Kommunikation. In einer solche Situation wird die Tatsache überdeutlich, daß eine Aphasie kein kurzfristiges Ereignis mit begrenzter Wirkung ist, sondern daß ihre Konsequenzen fortdauern und sich immer wieder aus neue zeigen, selbst noch Jahre nach ihrem Auftreten. So können z. B. aphasische Eltern, die feststellen, daß ihre jugendliche Tochter heroinabhängig ist, den Hausarzt in manchen Fällen nicht verstehen oder keine diesbezüglichen Fragen stellen und genausowenig die Situation innerhalb der Familie ausgiebig diskutieren. Ein aphasischer Mensch, dessen Partner erblindet oder an einer Alzheimer-Krankheit oder Krebs erkrankt, hat möglicherweise große Probleme, die Prognose oder die Behandlung zu besprechen. Ein anderer aphasische Patient, dessen Partner im Sterben liegt, kämpft vielleicht damit, sich zu beruhigen, sich zu entschuldigen, finanzielle Fragen zu klären oder einfach Abschied zu nehmen.

Aphasische Menschen, die einen Partner durch Tod oder Scheidung verlieren, sind plötzlich wieder auf ihre eigenen Ressourcen angewiesen. Viele, die die Unterstützung oder den Schutz durch einen Partner gewohnt waren, empfinden es jetzt als traumatisch, den Haushalt führen, Kontakte mit Verwandten und Freunden aufrechterhalten und gleichzeitig versuchen zu müssen, wieder ein selbständiges Leben aufzubauen.

Einige Wochen, nachdem bei ihr eine Aphasie aufgetreten war, starb Gladys' Mann an Krebs. Diese Beziehung war der wichtigste Halt ihres Lebens gewesen. Ihr Mann hatte sie während der ganzen Ehe beschützt, und sie vermißt ihn heute noch. Vor seinem Tod konnte sie mit ihrem Mann nicht mehr richtig sprechen, und danach war sie nicht fähig, ihre Trauer zum Ausdruck zu bringen und entsprechenden Trost zu erhalten. Da sie unter keinerlei körperlichen Störungen litt und weiterhin den Haushalt führen konnte, schien Gladys nur wenig Hilfe oder Unterstützung zu benötigen. Sie wurde jedoch sehr depressiv. Fünf Jahre danach hatte sich ihre Sprache ausreichend verbessert, um alles in einem Brief niederschreiben zu können, was sie ihm damals hätte sagen wollen. Sie zerriß den Brief und warf die Papierfetzen in den Fluß; sie sah dies als einen Weg, ihm auf Wiedersehen zu sagen. Gladys ist sehr einsam und ängstlich. Wegen ihrer Ängste vor möglichen Reaktionen auf ihre Sprache hat sie Schwierigkeiten, bestehende Beziehungen aufrechtzuerhalten und neue Freunde zu finden: *„Ich kann nicht sprechen, sehen Sie. Das ist so, ja. Ich bin sehr, sehr unglücklich darüber, weil viel ... Ich sage dir, einige Leute sind grausam, was sie sagen. Ich war da, eine Dame dort und ich habe gehört, sie zieht ihren Kopf weg und sagt: 'Ich kann mit ihr nicht sprechen. Sie kann nicht richtig reden.'"*

4.4 „Ich sitze nur einfach dabei" – Aphasie und familiäre Beziehungen

Beziehungen zu den Eltern, Geschwistern, Cousins und anderen Verwandten ändern sich, wenn jemand eine Aphasie entwickelt. Familienangehörige können sich des aphasischen Menschen annehmen und ihm eine Unterstützung und den sozialen Kontakt anbieten, den er unter Umständen mit Freunden und Arbeitskollegen nicht aufrechterhalten kann. In einigen Fällen bringt eine Aphasie Geschwister, Eltern und Kinder auch wieder enger zusammen, und die Familienangehörigen übernehmen die Rolle von Freunden. Dadurch können selbst Fehden und Entfremdungen beendet werden, die jahrelang Bestand hatten.

Nicht alle Familienangehörigen reagieren jedoch auf eine Aphasie in derart hilfreicher Weise. Die familiären Strukturen der Unterstützung und die Schutzmechanismen können sich auch als stark kontrollierende und negative Reaktionen erweisen. Das Verhalten von Familienangehörigen spielt sich dann vollständig außerhalb der Kontrolle des aphasischen Menschen ab. Die gestörte Sprache kann es ihm z. B. unmöglich machen, die Schwester zu fragen, was sie mit den Einkünften aus seinem Krankengeld macht. Besorgte Eltern sind vielleicht, wenn auch unbewußt, überfordert und engen ihre aphasische Tochter oder ihren aphasischen Sohn immer weiter ein, wodurch ein selbständiges soziales Leben noch mehr außer Reichweite rückt. Ein früher freundlicher Cousin verhält sich auf einmal vollkommen kühl und distanziert. Die Strategien, die Familienangehörige entwickeln, um die Kommunikation mit einem aphasischen Menschen zu ermöglichen, können genauso nachteilig oder hilfreich sein wie die, die ein einzelner Partner entwickelt. Die Teilnehmer dieser Studie beschreiben viele verschiedene negative Erfahrungen, auch ihre Unfähigkeit, zu Wort zu kommen, oder daß andere unachtsam über ihren Kopf hinwegreden.

„Darf ich auch mal was sagen?" – Familie, Freunde und Aphasie

Die Beziehungen zwischen aphasischen Menschen und ihren Familienangehörigen werden natürlich dadurch beeinflußt, welche Umgangsformen früher vorhanden waren, sowie durch die Qualität der jeweiligen Familienkultur. Menschen mit einer großen, ausgedehnten Familie, deren Angehörige in der Nähe leben und die immer sozialen Kontakt miteinander hatten, werden somit in einer ganz anderen Position sein als eine Witwe, die während ihrer Ehe keinerlei Kontakt mit ihrer Familie gepflegt hat. Wie einen Menschen, der sehr isoliert lebt und manchmal sehnsüchtig eine größere Gesellschaft von Menschen herbeisehnt, kann dies einen aphasischen Menschen, wenn es dann stattfindet, aber auch erheblich überfordern. Weil die Sprache geschädigt ist, erschwert es die Aphasie, das Maß und die Art des Kontaktes mit anderen auszuwählen und zu kontrollieren.

„Meine Familie und meine Leute, wissen Sie, wie die Familie und die Verwandten meiner Frau, und meine eigenen, wissen Sie, meine ... meine Freunde und meine anderen Freunde, wissen Sie, sie waren immer hier ... manchmal, wenn es zu viel war, bin ich einfach weggegangen, nach oben. Ich meine ... Familie ... die verlieren dich fast ganz, also versuche ich ganz stark, es zu vergessen, wissen Sie, was ich sagen soll. Oder einfach dabei zu sitzen. Einfach versuchen, zu ignorieren."

Ravi

4.5 *„Sie möchten oft fragen: 'Warum?'"* – Aphasie und Beziehungen zu Kindern

In ihrer Entwicklung vom Baby zum Erwachsenen durchlaufen Kinder zahlreiche Phasen, von denen jede einzelne andersgeartete Anforderungen an die Eltern stellt. Eltern lernen, mit den Höhen und Tiefen des Lebens eines aufsässigen Kleinkindes, eines neugierigen Fünfjährigen, eines streitsüchtigen Neunjährigen oder eines schmollenden Jugendlichen umzugehen. Sie verändern ihre Sprache je nach dem Bedarf der jeweiligen Situationen. Trotz dieser Anpassungsfähigkeit sind sie sich nicht immer der Kompetenz und Reichweite der Kommunikation bewußt, die sie benutzen. Durch die Auswahl der richtigen Sprache für jede Situation werden sie ohne Schwierigkeit jeder Anforderung gerecht, sei es beim Loben, Schimpfen, Herumalbern, Streiten, Beruhigen oder Tadeln.

Viele aphasische Menschen, die an dieser Studie teilgenommen haben, beschreiben, wie die Gefühle der Liebe und Verantwortung für ihre Kinder und

Enkelkinder ihnen geholfen haben, die Auswirkungen des Schlaganfalls zu überstehen. Mit der Darstellung ihrer Erfahrungen als Eltern oder Großeltern können aphasische Menschen die Komplexität und Subtilität der Kommunikation mit Kindern verdeutlichen. Sie können darüber präzise sprechen, weil sie den Verlust genau spüren. Die folgenden Beispiele, Auszüge aus den Darstellungen über Beziehungen mit Kindern verschiedener Altersstufen, verdeutlichen die unterschiedlichen Bedürfnisse der Sprößlinge und einige der Frustrationen aphasischer Eltern.

Der sensible Prozeß, eine Beziehung zu einem neugeborenen Baby herzustellen, erfolgt zu einem großen Teil durch Sprechen und Singen mit dem Kind. Dies kann durch zahlreiche Ereignisse unterbrochen werden, wozu auch Krankheiten und die Aphasie gehören. Eine Aphasie macht es darüber hinaus schwierig, Probleme zu erfassen und um Hilfe zu bitten. So beschreibt Rose etwa, als sie nach ihrer Hirnblutung wieder zu sich gekommen war und feststellte, daß während dieser Zeit ihr Baby durch einen Kaiserschnitt zur Welt gebracht worden war, daß sie nicht fähig war, auf dieses Ereignis so zu reagieren, wie es die Leute von ihr erwarteten:

„Es war ein Schock für mich, daß dies mein kleines Mädchen war. — Ich wollte es der Familie zuliebe sofort innig liebhaben. — Ich denke, es gibt eine ganz besondere Bindung zwischen Mutter und Kind ... die ich nicht hatte, finde ich. Sie war nicht vorhanden, einfach aus purem Selbsterhaltungstrieb, war weg. Und ich erinnere mich, daß ich gedacht habe: 'Na gut, jeder sagt, ich müßte mit diesem Baby zurechtkommen.' — Aber ich war damals nicht stark genug, um zu sagen: 'Wartet noch. Ich will das nicht machen und ich bin noch nicht so weit, es zu tun.' Es war wegen meiner Sprache und ich denke, wenn ich meine Sprache gehabt hätte, hätte ich genau gesagt, was ich fühle."

Zu einem späteren Zeitpunkt entdecken einige aphasische Menschen, daß sie lernen, eine Sprache zu sprechen, die kleine Kinder verstehen, und daß Aufgaben wie das Vorlesen einer Gutenachtgeschichte ihnen helfen können, ihre eigene Sprache weiterzuentwickeln. Doch werden die Anforderungen an die Sprache eines Menschen komplexer, wenn die Kinder größer werden. Kämpfe und Streitereien finden statt, Regeln werden nicht beachtet, und schwierige Fragen erfordern überlegte Antworten.

Christophers zwei Söhne wurden geboren, nachdem sich seine Aphasie entwickelt hatte: *„Sie haben mich niemals gesehen, wie ich war ..."* Als sie noch klein waren, konnte Christopher ihnen etwas vorlesen, aber er fand es immer schwieriger, je älter sie wurden und je komplexer die Aufgabe des Lesens

„Darf ich auch mal was sagen?" – Familie, Freunde und Aphasie

wurde. Jetzt sind sie 10 und 12 Jahre alt. Für ihn bedeutet seine Aphasie das Versagen, ihre Bedürfnisse befriedigen zu können. Er hat Schwierigkeiten, Fragen zu beantworten, zu erklären, was bestimmte Wörter bedeuten, bei den Hausaufgaben zu helfen und für Ruhe und Ordnung zu sorgen. Christophers Sprache ist sehr langsam, und seiner Meinung nach verzögert dies seine Reaktionen speziell gegenüber dem jüngeren Sohn, der *„immer alles sofort wissen will. — Er möchte, daß ich ihm alles erkläre. Warum wächst es im Garten, warum wachsen die Blumen und warum der ... Strom nicht funktioniert und alles. Weil ich dafür zuständig bin. Ich bin sicher, ich weiß, warum, kann es ihm aber nicht erklären."* Bei seinem älteren Sohn hat Christopher eher das Gefühl, daß dieser kein Interesse an Diskussionen hat, sei es, weil er den ganzen Tag zu Hause ist, vielleicht aber auch wegen seiner Aphasie: *„Es gibt nichts mit ihm zu diskutieren. Ich würde gerne mehr mit ihm reden und mit ... ja ... der ganzen Familie."*

Durch die Sprachstörung kann es ungemein schwerfallen, einem Kind zu helfen, das Sorgen oder Schwierigkeiten hat, z. B. wenn es schikaniert wird. Es ist für das aphasische Elternteil zutiefst betrüblich, wenn es das Kind trösten und das Problem mit ihm besprechen möchte, aber die entsprechenden Worte nicht finden kann.

Zahlreiche Teilnehmer dieser Studie beschreiben mit ihren jugendlichen Kindern erlebte Konflikte. Sie fühlen sich wegen ihrer Launenhaftigkeit und ihres Rückzugsverhaltens verletzt und fragen sich, was die Ursache dafür sein könnte. Es ist natürlich schwierig, zu bestimmen, ob ein solches Verhalten durch die Aphasie ausgelöst wird oder ob es sowieso aufgetreten wäre. Manchmal scheint der Rückzug eines Jugendlichen von einem aphasischen Elternteil auch mit dem Gefühl des Kindes zusammenzuhängen, sich wegen der Andersartigkeit oder Ungewöhnlichkeit seiner Mutter oder seines Vaters zu schämen. Manchmal werden ältere Kinder von aphasischen Eltern sogar depressiv. Die Aphasie hindert die Eltern jedoch daran, dies mit ihren Kindern zu diskutieren:

„Beide drehen sich von mir weg. Beide. Nicht einfach. Nicht einfach."

Ken

„Ich konnte mit ihm nicht reden. Er konnte meine Probleme nicht mit seiner Person in Verbindung bringen."

Geoffrey

„Sie schauen auf mich, um ... äh ... schieben mich weg ... mich weg — weil ich meine Sprache verloren habe."

Paula

Eltern hegen sicherlich den Wunsch, ihre Kinder auch dann noch unterstützen zu wollen, wenn sie erwachsen werden, zur Ausbildung von zu Hause weggehen, einen Beruf wählen oder einen Partner finden. Einige aphasische Eltern beschreiben ihr Bedauern über die Unfähigkeit, ihren Kindern Ratschläge zu geben, wenn sie solche Übergangsphasen durchmachen. Der Verlust der Sprache kann besonders schmerzlich sein, wenn traditionelle und feierliche Ereignisse stattfinden.

Freds zwei Kinder waren dabei, von der Schule abzugehen, und wollten an der Universität studieren, als er an einer Aphasie erkrankte. Er hatte das Gefühl, sie hängengelassen zu haben, gerade als sie ihn am meisten brauchten: *„Mein Sohn ging von zu Hause weg, aber er war ... Er ging zur Universität, wissen Sie, in der Zwischenzeit, und er hätte viel Hilfe gebraucht. Meinen Ratschlag. Ich konnte ihm gar keine Hilfe geben. Das war ... das hatte ich immer im Hinterkopf. Und mein Tochter war ... war ... sie war sechzehn, als es passierte. Sie hatte fast ihre Schule abgeschlossen und sie wollte auch zur Universität gehen, und ich konnte ihr dabei gar nicht helfen. Sie mußte alles alleine tun."* Für Fred war eine der schlimmsten Konsequenzen seiner Aphasie die Tatsache, daß er bei der Hochzeit seiner Tochter nicht die Festrede halten konnte: *„Ich kann nicht tiefsinnig reden. Ich kann nicht lange reden und dann versiegt es ganz. Es sind Sachen wie die Hochzeit meiner Tochter. Ich konnte nicht reden. Ich mußte alles aufschreiben und mein Schwager hat es gemacht. Hat für mich gesprochen. Hat alles für mich gemacht."* Fred erfreut sich heute der Unterstützung und der Ratschläge seiner Kinder. Besonders sein Sohn hilft ihm bei allen Problemen im Haushalt: *„Ich habe ihn zur Unterstützung."*

Aphasische Eltern von erwachsenen Kindern, die weiter entfernt wohnen, sei es im gleichen Land oder im Ausland, sind mit dem Problem konfrontiert, den Kontakt aufrechtzuerhalten, wenn das Briefeschreiben oder Telefonieren schwierig wird. Ferngespräche werden teuer, wenn die Sprache langsam und zögerlich ist, und der Streß des Augenblicks kann eine vorhandene Sprachstörung noch weiter verschlimmern. Für Amy bedeutet ihre Aphasie, daß sie den Kontakt zu ihrer Tochter verloren hat:

„Ich möchte einen Brief nach Australien schreiben, aber weil ich nicht schreiben kann, geht das nicht."

4.5.1 Kinder als Pflegepersonen

Freds Erfahrung ist eines von vielen Beispielen, in denen erwachsene Kinder für ihre aphasischen Eltern eine unterstützende und pflegende Rolle übernehmen. Manche arbeiten sogar ganztags in der Rolle der Pflegeperson und bieten umfassende praktische und körperliche Hilfe an. Sie helfen auch in Situationen, in denen eine Kommunikation vonnöten ist, z. B. beim Beantragen von Krankengeld, beim Umgang mit Steuerfragen, beim Ausfüllen von Formularen und bei Gesprächen mit Ärzten. Die meisten, die eine derartige Unterstützung erfahren, begrüßen dies, obwohl sie gleichzeitig darüber besorgt sind, eine zusätzliche Last für das ohnehin geschäftige Leben ihrer Kinder zu sein. Für viele ist somit die von den Kindern angebotene Hilfe eine manchmal etwas bittere Pille. Außerdem zeigt die Kompetenz der Kinder ihnen immer wieder ihre eigenen Grenzen auf und verstärkt das Gefühl von Bedürftigkeit und Abhängigkeit, für das es kaum einen Trost gibt. Körperlich und sprachlich gewandte Kinder zu beobachten und ihren Erzählungen über Erfolge und Ambitionen zuzuhören, kann auch dazu führen, daß man eifersüchtig auf all das wird, was den Kindern vorbehalten ist.

Meistens sind es die älteren Kinder, die ihren aphasischen Eltern auf diese Weise Hilfe anbieten, aber auch jüngere übernehmen pflegerische Aufgaben. In einem außergewöhnlichen Beispiel lernte ein zweijähriger Junge, wie er seiner Mutter helfen konnte, wenn sie Anfälle bekam. Er legte dann ein Kissen unter ihren Kopf, deckte sie zu, drückte die Hilfstaste am Telefon, um den Vater zu benachrichtigen, setzte sich zu ihr und hielt ihre Hand. Kinder, die gerade ihre Sprache entwickeln und lesen und schreiben lernen, arbeiten daran oft gemeinsam mit ihren aphasischen Eltern. Dies kann für jemanden schwer zu akzeptieren sein, der sich für die Erziehung des Kindes verantwortlich fühlt. Aphasischen Großeltern fällt dies im allgemeinen leichter; und tatsächlich beschreiben viele eine positive Wirkung, die ihre Enkel auf sie haben. Da sie üblicherweise keine direkte Verantwortung für die Erziehung und Entwicklung des Kindes tragen, scheinen Großeltern glücklich darüber zu sein, ihre Enkel wie Freunde oder Gleichgestellte zu betrachten. Die unbefangene Art kleiner Kinder kann auch ihre Ängste vor dem Sprechen verringern. Auch ältere Kinder können einen beruhigenden Effekt ausüben:

„*Sie schauen nach mir. — Auch sagen sie mir, wenn ich etwas falsch gesagt habe. Sie lachen dann: 'Erzähl mir doch nicht sowas.'*"
Rob

4.6 „Wütend auf Mama!" — Aphasische Menschen und ihre Eltern

Menschen, deren Eltern noch leben, wenn sie eine Aphasie entwickeln, sind in dieser Hinsicht mit den gleichen Problemen konfrontiert wie diejenigen, deren Sprache intakt ist. Die Einstellungen zu den Eltern sind komplex und dynamisch und unterliegen den gleichen Veränderungen und Wandlungen wie andere Beziehungen. Sie werden zu einem gewissen Maß auch durch kulturelle Faktoren bestimmt. Darüber hinaus können sich die Einstellungen im Laufe der Zeit stark verändern, so daß ein und dieselbe Person auf eine ganz andere Weise wahrgenommen werden kann, wenn sie älter wird. Menschen mit einer Aphasie nehmen ihre Eltern wahr

- als Beschützer,
- als Despot,
- als Verbündete,
- selbst schutz- und hilfsbedürftig.

Genau wie andere haben auch Menschen mit einer Aphasie die verschiedensten Phasen im Hinblick auf ihre Gefühle gegenüber ihren Eltern zu durchleben. Das Auftreten der Sprachstörung und vielleicht auch von körperlichen Störungen kann bedeuten, daß sie wieder in eine längst abgeschlossene Form von Beziehung zurückfallen, in der sie weitgehend von ihren Eltern abhängig waren. Manche fühlen sich jedoch sehr wohl dabei. So kann etwa eine selbständige, berufstätige und geschiedene Frau nach ihrem Schlaganfall wieder zu ihren Eltern ziehen. Diese bieten ihr eine sichere und bequeme Umgebung, in der sie sich vor den Anstrengungen bewahrt fühlt, ihre Arbeit und die Beziehung wieder aufbauen zu müssen. Sie begrüßt eine solche Hilfestellung. Andere reagieren auf eine solche Situation vielleicht mit Wut:

„Meine Mutter liebt mich vielleicht ... ich weiß nicht. Liebt mich wie ein Kind. — Aber immer bin ich, ich ... ich selbst erwachsen. Ich weiß nicht. Kein Kind. Ich erwachsen immer jetzt ist der Schlaganfall äh ... oh ... äh ... oh ... sprechen aus. Äh ... ich bin ... wütend auf Mama. Äh ... kleines Kind und schmusen. Ist ok ... aber ..."

Sharon

Am anderen Ende des Spektrums finden sich aphasische Menschen manchmal mit der Erfüllung der Bedürfnisse ihrer älter werdenden Eltern konfrontiert. Die Kommunikationsstörung kann zu einem gravierenden Hindernis werden, wenn sie diese Rolle möglichst weitgehend erfüllen möchten. Es kann sich direkt auf die Fähigkeit einer aphasischen Person auswirken, mit den Eltern zu interagieren und eine gewichtige Rolle in der Organisation von deren Leben zu ergreifen. So ist etwa ein Vater, der unter einer Alzheimer-Krankheit leidet, auf eine klare und einfache Kommunikation angewiesen, was der aphasische Sohn oder die aphasische Tochter nicht gewährleisten kann. Andere Eltern benötigen vielleicht Hilfe, um ihr Testament aufzusetzen oder in ein Heim für Senioren umzuziehen; und auch bei solchen Ereignissen können aphasische Kinder nicht viel helfen. Andere Faktoren, die die Fähigkeit von aphasischen Menschen, ihre Eltern zu unterstützen, erheblich beeinträchtigen können, sind finanzielle Nöte. Dies kann z. B. bedeuten, daß für Gas und Arztbesuche nicht genügend Geld vorhanden ist, oder wie in einem anderen Fall, daß das Begräbnis eines Elternteils nicht bezahlt werden konnte.

Marks wechselhafte Beziehungen zu seinen Eltern decken ein weites Spektrum von Gefühlen und Einstellungen ab. Er hatte Geschmack an seinem freien Studentenleben gefunden, doch nach seinem Schlaganfall konnte er nicht mehr kommunizieren, behielt bedeutende körperliche Störungen zurück und mußte wieder nach Hause zu seinen Eltern ziehen, die nach traditionellen ungarischen Wertvorstellungen lebten. Sie nahmen an Marks Pflege und Rehabilitation starken Anteil, und heute arbeitet Mark halbtags für seinen Vater. Vor kurzem ist er in die Wohnung nebenan gezogen, die *„nah, aber nicht zu nah ist"*. Mark liebt seine Eltern und ist ihnen dankbar für alles, was sie für ihn tun, doch manchmal fühlt er sich auch eingeengt. Er findet es schwierig, andere Menschen kennenzulernen und neue Freundschaften zu schließen. Er hat jedoch ein ausgeprägtes Gefühl der Verpflichtung seinen Eltern gegenüber, wenn sie einmal älter sein sollten. Dies dient ihm als motivierende Kraft: *„Manchmal bin ich wütend. Aber mein Vater ist anders. Er hört immer verdammt geduldig zu, aber meine Mutter explodiert, ja explodiert. Es ist wie in Dallas und was es sonst noch so gibt. Aber dann beruhigt sie sich wieder. Ich explodiere auch manchmal wegen der Spannungen zwischen uns. Sie werden älter ... werden älter und ich möchte ihnen helfen, möchte ihnen bei Schwierigkeiten helfen, weil es ... äh ... ich fühle es wirklich als meine ... meine Pflicht. — Ich habe die Zähne zusammengebissen und von dem armen Teufel im Rollstuhl, der ... der ich war, bis zu dem, was ich jetzt bin, ich ... ich verdanke es ihnen. Ich verdanke es wirklich meinen Eltern."*

Marks Darstellung zeigt die Komplexität seiner Gefühle gegenüber seinen Eltern. Der Schlaganfall hat seine Freundschaften, die während der Studienzeit für ihn noch so wichtig waren, jäh beendet, weil er danach gezwungen war, zur Unterstützung und zum Schutz wieder zu seinen Eltern zu ziehen.

4.7 „Plötzlich, alle weg. Und tschüs." – Freundschaften und Aphasie

Während ein gewisses Maß an Unterstützung und Gesellschaft durch die Angehörigen der Familie gewährleistet werden kann, machen viele Menschen nach Beginn ihrer Aphasie die bittere Erfahrung, daß einige ihrer Freundschaften beendet werden oder sich zumindest abkühlen. In Freud und Leid können Familien auf der Basis von Traditionen und den Ritualen des Alltagslebens zusammengehalten werden. Auch Freundschaften werden durch die Tradition erhalten, möglicherweise fehlt ihnen jedoch das Fundament der Alltagsgewohnheit. Sie hängen stark vom Gebrauch der Sprache ab, besonders in Form intensiver Gespräche. Freunde scherzen, plaudern, diskutieren und geben Ratschläge. Wegen der Bedeutung des Sprechens für eine Freundschaft empfinden die meisten aphasischen Menschen und auch ihre Freunde gemeinsame Begegnungen als Konfrontation mit der Sprachstörung und wissen nicht, wie sie damit umgehen sollen. Die Beziehungen werden stark belastet und brechen in vielen Fällen auseinander. Dies kann schon gleich zu Anfang geschehen, wenn Freunde den aphasischen Patienten besuchen, Zeuge seines Kampfes bei der Kommunikation werden und sich selbst als Versager fühlen, weil sie nicht wissen, wie sie helfen können. Häufig versuchen sie dann, mit dem Problem umzugehen, indem sie selbst viel reden, die Sprechversuche des aphasischen Freundes korrigieren, sich nicht direkt mit der aphasischen Person, sondern mit ihrem Partner unterhalten oder indem sie in einer Weise mit ihm sprechen, als wäre ihr Freund taub oder geistig minderbemittelt.

„Sie schauen mich an und sie schauen, als sei ich furchtbar doof. Ein bißchen ... Sie lehnen sich über mich. Sie lehnen sich über mich: 'Okay?' Ich sage dann: 'Ich bin nicht doof.'"

Madge

In vielen Fällen reagieren Freunde auf eine solche Situation ganz einfach so, daß sie ganz fernbleiben.

„Einfach weg. So ist das. Sie sind weg ... äh ... seit sechs Wochen weg. Weg ... und tschüs. So ist das. — Ich denke, es ist mein ... ich kann nicht ... in einem Jahr sechs Monate lang nicht miteinander reden. Also sind sie einfach weg."

Susan

„Darf ich auch mal was sagen?" – Familie, Freunde und Aphasie

Zahlreiche Faktoren treffen zusammen und werden zu Hindernissen für eine Freundschaft, wenn eine Aphasie besteht. Diese können folgendermaßen zusammengefaßt werden:
- Veränderungen der Arbeit und des Lebensstils,
- Veränderungen bestimmter Aspekte der Kommunikation,
- Einstellung der Freunde und der aphasischen Person.

4.7.1 Veränderungen der Arbeit und des Lebensstils als Hindernis für die Freundschaft

Wie gut auch die Absicht von Kollegen sein mag, es kann schwierig sein, den sozialen Kontakt mit jemandem aufrechtzuerhalten, der nicht mehr die gleichen Interessen und Arbeitsprobleme hat, die sie früher vor allem miteinander verbunden haben. Viele aphasische Menschen beschreiben einen Niedergang ihres sozialen Lebens, wenn sie die Arbeitsstelle verlassen müssen, trotz gelegentlicher Besuche alter Freunde. Der Verlust der Arbeit kann auch bedeuten, daß die aphasische Person nur noch über ein begrenztes Einkommen verfügt, wodurch es schwierig wird, die Kosten einer Runde in der Kneipe zu zahlen oder ein Hobby oder Interesse weiterzuführen, wie etwa Golf, dem eine starke soziale Komponente anhaftet.

Andere Veränderungen, z. B. eine mangelhafte Mobilität, ein Umzug oder die Einnahme von Medikamenten, die unter keinen Umständen mit Alkohol kombiniert werden dürfen, können ebenfalls bedeuten, daß der aphasische Mensch soziale Aktivitäten wie den Besuch der alten Kneipe um die Ecke nicht wieder aufnehmen kann. Lebensveränderungen können jedoch auf beiden Seiten einer Freundschaft eintreten. Manche ältere aphasische Menschen müssen vielleicht erkennen, daß auch ihre Freunde älter und gebrechlicher werden und z. B. immer weniger bereit sind, einen Besuch nach Einbruch der Dunkelheit zu wagen. Manche überleben auch ihre älteren Freunde. Jüngere aphasische Menschen müssen möglicherweise lernen, daß ihre Freunde den Kontakt reduzieren, weil sie mit anderen Lebensereignissen beschäftigt sind, wie einer Heirat und der Versorgung einer jungen Familie.

4.7.2 Veränderungen bestimmter Kommunikationsaspekte als Hindernis für die Freundschaft

Bestimmte Aspekte der Kommunikation können durch die Aphasie verändert werden und eine rasche und direkte Wirkung auf den Erhalt einer Freundschaft haben. Beispielsweise kann das verzögerte Sprechen und Reagieren dazu führen, daß ein redseliger Freund das Gespräch dominiert und dessen Verlauf und Inhalt so sehr bestimmt, daß bei der aphasischen Person das Gefühl entsteht, nicht mehr in der Lage zu sein, überhaupt noch einmal zu Wort zu kommen. Die Tatsache, daß ein solcher Kontakt in bester Absicht erfolgt, macht es dem aphasischen Menschen noch schwerer, Einhalt zu gebieten. Aber gerade deshalb verschlimmert es die Situation noch weiter und läßt den aphasischen Menschen ganz direkt seine Ohnmacht spüren.

Einige Betroffene berichten, daß sie den verbalen Witz und Humor vermissen, den sie früher mit ihren Freunden genossen haben, sei es nun in Form wie aus der Pistole geschossener Wortspiele, dem Erzählen von Witzen oder amüsanter Anekdoten. Humorvolle Unterhaltungen können jedoch sehr eingeschränkt sein, wenn eine der daran beteiligten Personen unter einer Aphasie leidet. Vielleicht nicht einmal so sehr deshalb, weil den Gesprächsteilnehmern nichts Lustiges zu sagen mehr einfällt, sondern viel mehr wegen der zeitlich verzögerten Reaktion; Kiran erklärt zu diesem Thema:

„Oh mein Gott, mein Humor war wirklich wichtig. — Ich redete immer ziemlich schnell. — Ich habe noch den gleichen Humor, aber ich kann nicht schnell genug reden. Ich muß ganz langsam sprechen. Es geht im Kopf hin und her und es braucht Zeit, und bis es rauskommt, ist es dann zu spät. Die Unterhaltung hat sich verändert. Und das ist für mich am ... schwierigsten zu akzeptieren. Ich bin wirklich, wirklich frustriert, wenn zwei Leute reden und ich möchte es mit Humor etwas würzen. Aber ich kann es nicht."

Einige aphasische Menschen vermissen auch die ausgedehnten differenzierten Unterhaltungen, Diskussionen und Streitgespräche, die sie früher mit engen Freunden geführt haben, und es widerstrebt ihnen, einen Beitrag zu leisten, der weniger substantiell ist als sie es eigentlich möchten. Entsprechend erkennen diejenigen, die früher enge Brieffreundschaften pflegten, möglicherweise, daß diese mit dem Beginn der Aphasie wahrscheinlich eingeschränkt werden.

Weil sie nach ihrem Schlaganfall eine ziemlich gravierende körperliche Störung zurückbehielt, zogen **Janet** und ihr Ehemann in eine kleine Wohnung, die von ihren früheren Freunden und Nachbarn weit entfernt lag. Ihr Mann versorgt Janet zu Hause, und obwohl sie sich manchmal ärgert, wenn er sie antreibt, ist sie ihm doch sehr dankbar für seine Unterstützung. Sie vermißt ihre Freunde, von denen einige inzwischen recht betagt sind. Die Freundschaften können jedoch durch Briefeschreiben nicht erhalten werden: *„Ich habe keine Freunde, weil ich nicht schreiben kann, das ist das Problem. Mein Mann würde ja alles für mich schreiben, aber das ist doch nicht dasselbe, nicht wahr? Man kann irgendwie ... die Dinge, die man manchmal schreiben möchte und ich schreibe immer ... Freunde, wissen Sie ... ich kann das nicht*

"Darf ich auch mal was sagen?" – Familie, Freunde und Aphasie

mehr. Ich meine, es ist sehr gut, aber es gibt Dinge, die ich schreiben möchte ... selbst, nicht wahr? — Ich denke mir: Ich setze mich jetzt hin und schreibe einen Brief und ... An meine Freunde und so. Kann es nicht machen. Und dann ist man so frustriert, daß man nicht mehr möchte ... äh ... und man denkt 'Oh, verdammt' — ich bin dann so enttäuscht von mir."*

4.7.3 Einstellung als Hindernis für die Freundschaft

Die Darstellungen aus dieser Studie sprechen dafür, daß die Aphasie tiefe Auswirkungen auf die dynamischen Strukturen von Freundschaften hat. Der aphasische Mensch wird offensichtlich passiver, eher zum Empfänger als zum Initiator. Doch wie gut sie sich vorher auch verstanden haben mögen, können es Freunde als schwierig empfinden, diese dramatischen Veränderungen zu begreifen. Wenn aphasische Menschen über Freundschaften sprechen, die mehr und mehr schwinden, spekulieren sie oft darüber, welche Gefühle frühere Freunde ihnen gegenüber heute hegen. Sie stellen sich z. B. vor, daß sie vielleicht ungeduldig sind, zu beschäftigt, um sich mit ihnen abzugeben, beschämt oder sogar ängstlich:

"Denken darüber kann beängstigend sein, mit dem Schlaganfall und sprechen ist ein bißchen schlecht, aber ... äh ... ängstlich, was sollte ich ... was sollte ich sagen oder ... vielleicht rede ich dummes Zeug ... ich weiß nicht ... — Dann habe ich Angst vor mir selbst."

Sharon

Die schwierige Natur von Freundschaften zwischen Männern und Frauen wird als eine mögliche Erklärung für den Verlust eines derartigen Kontaktes angesehen.

Andrew wurde von seinen Freunden aus dem Büro besucht, als er nach seinem Schlaganfall im Krankenhaus lag. Er ist immer noch wütend darüber, daß eine Freundin einem Arbeitskollegen in seinem Beisein erzählt hat, daß er nie mehr sprechen oder gehen können werde. Seit er wieder zu Hause ist, hat er auch den Kontakt zu den meisten seiner männlichen Freunde verloren und fühlt sich ignoriert: *"Sie tun so, als gebe es mich nicht mehr."* Er führt dies auf den Konkurrenzkampf in ihren früheren Beziehungen zurück und glaubt, daß Männer sich unwohl fühlen, Besorgnis für jemanden zu zeigen, der verletzlich ist: *"Die männlichen Freunde können nicht reden ... können nicht ... und die ... äh ... waren sehr sympathisch. Es war dies ... du bist im Laufen und es fällt über dich herein. — Die Männer weil ... sind ... äh ... sie sind dann hier, sie können ihre Zeit nicht damit vergeuden, daß sie sich um

Schlaganfallopfer kümmern und alles. — Sie sind auch nicht sehr interessiert. — Sie beschäftigt nur ihre Karriere."

Solche Einstellungen verhindern den Bestand von Freundschaften. Sie können allerdings auf beiden Seiten vorhanden sein. Auch aphasische Menschen beschreiben Gefühle von Furcht, Peinlichkeit und Scham über ihre Kommunikationsfähigkeit, die sie davon abhält, den Kontakt mit Freunden aufzunehmen, geschweige denn zu genießen. Bei einigen läßt der Verlust der Arbeit oder anderer Interessen das Gefühl entstehen, daß sie langweilig geworden sind und nichts mehr zu einer Unterhaltung beitragen können.

Wer einen Partner sucht, hat oft das Gefühl, daß die Aphasie seine Chancen verringert, sei es in bezug auf die Gelegenheiten, andere Menschen zu treffen, oder sich mit ihnen zu unterhalten, wie Mark erklärt: „Es ist sehr schwierig, einen geeigneten Partner zu finden, wegen meiner Behinderung. *— Ich habe immer noch äh ... großes Problem zu kommunizieren, weil andere Leute ganz normal sind. Ich muß aber damit leben."*

4.8 „Ich bin es leid, mich zu entschuldigen." – Erhalt von Freundschaften

Menschen mit einer Aphasie reagieren auf sehr unterschiedliche Weise auf die Bedrohung einer Freundschaft, die durch den Verlust der Kommunikationsmöglichkeiten ausgelöst werden kann. Einige ärgern sich über sich selbst und über andere, andere konzentrieren sich auf den Kontakt mit ihrer Familie, wieder andere verlieren ihr Vertrauen, ziehen sich zurück und isolieren sich, andere fühlen sich traurig und verletzt, finden sich aber mit der Situation ab. Doch jene, die den sozialen Kontakt mit ihren Freunden wieder aufnehmen, erfahren auch die Notwendigkeit, neue Strategien für den Umgang mit ihrer Aphasie entwickeln zu müssen.

> **Strategien für den Umgang mit der Aphasie bei sozialen Begegnungen**
> - Die Aphasie verbergen.
> - Sich für die Aphasie entschuldigen.
> - Die Aphasie integrieren.
> - Die Aphasie nachdrücklich eingestehen.

Da die Aphasie nicht sichtbar ist, kann sie verborgen bleiben. Eine geringe Zahl von einer Aphasie betroffener Menschen, die unter einer nicht allzu stark ausgeprägten Aphasie leiden, erkennt, daß es möglich ist, das gleiche soziale Leben

„Darf ich auch mal was sagen?" – Familie, Freunde und Aphasie

wieder aufzunehmen wie zuvor, und daß sie ihre Schwierigkeiten beim Verfolgen oder bei der aktiven Teilnahme an einer Unterhaltung gut verbergen können, besonders in größeren Gruppen. Manche denken, sie sollten ihre Freunde über die Aphasie informieren und haben auch den Wunsch dazu, schämen sich jedoch deswegen und sind dankbar, daß sie überhaupt toleriert werden. Sie gehen mit ihrer Aphasie um, indem sie sich ständig dafür entschuldigen. Gelegentlich reden die Betroffenen aber auch von sich aus über ihre Aphasie, sprechen darüber ohne Scham oder Peinlichkeit und sind beruhigt, wenn andere darüber Bescheid wissen.

Judith war überrascht über sich selbst, als sie auf einer Party ihren Schlaganfall und ihre Aphasie erwähnte. Die Gäste waren sehr interessiert daran, was sie zu sagen hatte. Für sie war es eine neue Erfahrung, in einer solchen Weise über die Aphasie zu sprechen; sie benötigt jedoch noch etwas Zeit, sich daran zu gewöhnen: *„Ich sagte: 'Ich habe eine Aphasie.' Und keiner wußte, was das ist. Also sagte ich: 'Ich habe Sprech- und Sprachschwierigkeiten.' Es geht jetzt schon in Ordnung, aber es ist kein Thema, über das ich dauernd sprechen möchte. Aber ich kann darüber jetzt schon besser als früher reden."*

Manche können ganz selbstbewußt über ihre Aphasie sprechen. Das heißt, sie versuchen, den Gesprächspartnern dies zu erklären und sie zu bitten, ihren Kommunikationsstil zu ändern oder anzupassen. Hierzu kann auch gehören, mit Freunden unter vier Augen in einer ruhigen Ecke zu plaudern, statt in einer großen, lauten Gruppe. Man kann seine Freunde bitten, etwas zu wiederholen oder langsamer zu sprechen. Manchmal ist es ganz nüchtern möglich, das Problem zu erklären und zu überlegen, wie man damit am besten umgeht, ohne sich dafür zu entschuldigen oder aggressiv zu werden. Das klingt einfach, doch das ist es ganz gewiß nicht:

„Ich wähle meine Freunde aus. — Ich sage ihnen, daß ich einen Schlaganfall hatte. Ich kann nicht sehr gut sprechen. Die müssen erst lernen, mit mir umzugehen."

Govi

Jene, deren Freundschaften und soziale Kontakte wie zuvor weiterbestehen, sind den anderen, bei denen dies nicht zutrifft, zahlenmäßig bei weitem unterlegen. Langfristig sind viele aphasische Menschen mit einem zunehmenden Gefühl der Isolation und der Ausgrenzung konfrontiert. Dies wird kurzfristig oft durch die Tatsache verdrängt, daß zu Beginn eines Schlaganfalls und einer Aphasie andere intensive Kontakte vorhanden sind, etwa mit den Gesundheitsfachleuten im Krankenhaus, den ehrenamtlich Tätigen und anderen Menschen, die in der gleichen Situation sind. Der Kontakt mit anderen aphasischen Menschen kann zu einem neuen Geflecht von Freundschaften führen, doch ist man in den ersten Wochen und Monaten einer Aphasie meist so sehr beschäftigt, daß man die andersgearteten Strukturen dieser sozialen Begegnungen kaum wahrnimmt.

5 „In der Strömung verloren" – Gesundheits- und Sozialfürsorge und ehrenamtliche Hilfsdienste für Menschen mit einer Aphasie

Die Wochen und Monate nach einem Schlaganfall können sehr geschäftig sein. Sowohl im Krankenhaus als auch zu Hause kommt der aphasische Mensch mit einer Vielzahl von anderen Personen in Kontakt, was ihn häufig zu überfordern droht. Pflegende, Fachärzte, Assistenzärzte, Allgemeinärzte, Therapeuten, Sozialarbeiter, Haushaltshilfen, Krankenwagenfahrer, Personal von Tagesstätten oder des Sozialamtes, Gesundheitsberater und ehrenamtlich Tätige, sie alle treten in die Welt des aphasischen Menschen, bringen ihre eigenen Belange und Kriterien in die Begegnung mit ein und bieten Formen von Hilfsdiensten an, die für ihre eigene Disziplin und ihren Hintergrund spezifisch sind. Der aphasische Mensch erwartet nicht unbedingt, daß seine Bedürfnisse und Probleme, die durch den Schlaganfall ausgelöst worden sind, in einer solchen Weise aufgeteilt werden. Unterschiedliche Zuständigkeiten zwischen den Dienstleistungen, die für die Gesundheitsfachleute ganz offensichtlich zu sein scheinen, werden oft nicht verstanden und einzelne Dienste miteinander verwechselt. Die jeweiligen Personen und Funktionen zuzuordnen, hängt vom Gebrauch der Sprache ab, die jedoch möglicherweise nicht verfügbar ist.

Die Dienstleistungen, die Menschen mit einer Aphasie in Anspruch nehmen, scheinen in bezug auf ihre Natur, Dauer, Intensität und Qualität stark zu variieren. Beispielsweise verbrachten die Teilnehmer an unserer Studie zwischen fünf Tagen und 14 Monaten im Krankenhaus. Die Zeitdauer der ambulanten Therapien reichte von drei Monaten bis zu dreieinhalb Jahren. Auch die Intensität der Therapien variiert; manche kamen auf ambulanter Basis dreibis viermal in der Woche zur Therapie ins Krankenhaus, andere einmal in 14 Tagen, wieder andere noch seltener, je nach den persönlichen Bedürfnissen und dem jeweiligen Angebot. Einige wenige erlebten während ihrer Rückkehr aus dem Krankenhaus nach Hause nicht die geringste Unterbrechung ihrer Betreuung, weil sich Sozialarbeiter und Gemeinde mit Dienstleistungen ihren Bedürfnissen auf effektive Weise widmeten, indem sie Anträge auf Krankengeld stellten und Unterstützung in Form von Haushaltshilfen, der Teilnahme an Angeboten von Tageszentren sowie Haushaltshilfsmitteln und Hilfsvorrichtungen zur Verfügung stellten. Für andere, dazu gehörten auch die beiden jüngsten Teilnehmer, die ihren Schlaganfall erst kürzlich erlitten hatten, bedeutete die Entlassung aus dem Krankenhaus das Ende jeglicher Dienstleistung. Manche hatten weiterhin regelmäßigen Kontakt mit Schlaganfallgruppen und mit ehrenamtlichen und karitativen Hilfsstellen. Einige haben nie Kenntnis davon erhalten, daß es solche Dienste überhaupt gibt. Die unterschiedlichen Formen der verfügbaren Dienstleistungen scheinen teilweise durch die Ausprägung des Schlaganfalls und die Beschaffenheit der daraus resultierenden Störungen bestimmt zu werden, teilweise auch durch die jeweiligen Vorgehensweisen, die Verfügbarkeit von Ressourcen und darüber hinaus durch die Qualität und Verständlichkeit von Informationen.

In diesem Kapitel beschreiben die aphasischen Menschen die von ihnen erlebten professionellen und ehrenamtlichen Dienstleistungen und evaluieren sie in Bezug darauf, ob sie dazu in der Lage sind, wechselnden Bedürfnissen und Belangen Rechnung zu tragen. Merkmale, die für zufriedenstellende (aber auch nicht zufriedenstellende) Dienste als charakteristisch angesehen werden, lassen sich aus diesen Darstellungen deutlich erkennen. Die Sprech- und Sprachtherapiedienste sowie die Rolle der ehrenamtlichen und karitativen Verbände werden detailliert betrachtet.

5.1 Sich wandelnde Bedürfnisse und Belange

In dieser Studie werden die verschiedenen zur Verfügung stehenden Dienstleistungen im Kontext der Tatsache diskutiert, welche Bedürfnisse und Belange von aphasischen Menschen zu drei verschiedenen Zeitpunkten vorliegen: während ihres Aufenthaltes im Krankenhaus, in den Tagen nach ihrer Rückkehr nach Hause und zum Zeitpunkt der Studie.

"In der Strömung verloren" – Gesundheits- und Sozialfürsorge...

> **Formen der Unterstützung, die Menschen mit einer Aphasie zu drei verschiedenen Zeitpunkten benötigen**
>
> ■ Direkt nach dem Schlaganfall:
> - ☐ medizinische Information, Rat und Beruhigung über den Zustand,
> - ☐ medizinische Behandlung, falls erforderlich,
> - ☐ Behandlung, Hilfe und Rat bei körperlichen und kommunikativen Störungen,
> - ☐ Hilfe und Rat für die Rückkehr nach Hause, für den Arbeitsplatz und für finanzielle Fragen,
> - ☐ Hilfe bei Depressionen und Leiden,
> - ☐ emotionale/psychologische Unterstützung,
> - ☐ Kontakt zu anderen in der gleichen Situation.
>
> ■ Bei der Rückkehr nach Hause:
> - ☐ pflegerische Hilfe und körperliche Unterstützung, falls erforderlich,
> - ☐ Hilfsmittel, Ausstattung und Zugänglichkeit zu Hause,
> - ☐ Klärung der Fragen über die Rückkehr zum Arbeitsplatz,
> - ☐ Hilfe und Rat bezüglich des Krankengeldes und anderer Ansprüche,
> - ☐ Informationen über lokale und nationale Dienstleistungen,
> - ☐ Hilfe bei der Hausarbeit,
> - ☐ medizinische Information und Rat,
> - ☐ Kontakt, Beruhigung und Information durch den Hausarzt,
> - ☐ Unterstützung der Betreuungspersonen,
> - ☐ Hilfe bei Transporten,
> - ☐ Hilfe bei Depressionen und Leiden,
> - ☐ emotionale/psychologische Unterstützung für die eigene Person und die Familie,
> - ☐ Weiterbehandlung und -beratung bei körperlichen und kommunikativen Störungen,
> - ☐ Kontakt zu anderen Personen in der gleichen Situation,
> - ☐ Zugang zu Ausbildungs- und Freizeitbeschäftigungen.
>
> ■ Fünf Jahre oder länger nach dem Schlaganfall:
> - ☐ flexible Unterstützung, z. B. wenn die Betreuungsperson wegen Krankheit ausfällt,
> - ☐ Hilfe im Haushalt,
> - ☐ regelmäßige medizinische Untersuchungen, Beruhigung und Rat,
> - ☐ Information über örtliche Gesundheits-, Sozialfürsorge- und ehrenamtliche Dienstleistungen,
> - ☐ Kontakt und Beruhigung bei körperlichen und kommunikativen Störungen,
> - ☐ Hilfe bei finanziellen Problemen,
> - ☐ Hilfe bei langfristigen Depressionen und Leiden,
> - ☐ Unterstützung der Betreuungspersonen,
> - ☐ körperliche Hilfsmittel und Unterstützung, falls erforderlich,
> - ☐ Zugang zu Ausbildungs- und Freizeitbeschäftigungen,
> - ☐ Zugang zu nationalen ehrenamtlichen und karitativen Verbänden,
> - ☐ Kontakt zu anderen Personen in der gleichen Situation.

Einige Unterstützungsformen werden offensichtlich sowohl in den ersten Tagen als auch noch Jahre nach einem Schlaganfall benötigt. Beispielsweise besteht bei vielen Betroffenen auch noch Jahre nach dem Schlaganfall der Wunsch nach Kontakt zu anderen Personen in der gleichen Situation. Demgegenüber lassen sich im Verlauf der Zeit aber durchaus auch Veränderungen erkennen. Am Anfang beschreiben die Menschen vorrangig akute Sorgen über die medizinischen Aspekte des Schlaganfalls und den Wunsch nach einer Behandlung, um entstandene Störungen zu lindern. Später wird dies oft durch ein wachsendes Bedürfnis nach kontinuierlichem Kontakt, Beruhigung und Unterstützung in praktischen Fragen abgelöst, etwa das Klären von Problemen mit den Finanzen, im Haushalt und am Arbeitsplatz.

Während die Liste die große Bandbreite möglicher Probleme aufzeigt, vermittelt sie keinen umfassenden Überblick über das Ausmaß der ganz unterschiedlichen Einstellungen zu den Fragen der Inanspruchnahme und Akzeptanz einer Unterstützung durch professionelle und ehrenamtliche Dienstleistungen. Manche, die infolge ihres Schlaganfalls unter finanziellen Nöten leiden, sind z. B. nicht bereit, Hilfe für das Beantragen von Krankengeld in Anspruch zu nehmen, weil sie dann das Gefühl hätten, Almosen zu akzeptieren oder beim Staat zu schnorren. Andere betrachten soziale Dienste bei sich zu Hause als eine potentielle Gefahr für ihre Privatsphäre und Selbständigkeit. Emotionales Leiden wird von manchen als eine Form moralischer Schwäche verstanden, die man eher dadurch löst, daß man sich zusammenreißt und die Zähne zusammenbeißt, als daß man Hilfe in Form einer Beratung in Anspruch nimmt. Darüber hinaus scheint es, daß sich die Einstellung einzelner Menschen zur Frage der Nutzung von Dienstleistungen im Verlauf der Zeit durchaus ändern kann. Beispielsweise erinnern sich viele an das stark ausgeprägte emotionale Leiden in den ersten Tagen und Wochen nach ihrem Schlaganfall. Obwohl sie zu dieser Zeit eine bestimmte Form von Unterstützung, etwa eine Beratung, sehr begrüßt hätten, vertreten sie mittlerweile den Standpunkt, es nun schon seit vielen Jahren auch ohne diese Hilfe geschafft zu haben. Hilfe zum jetzigen Zeitpunkt in Anspruch zu nehmen, käme einem Versagen oder einer Niederlage gleich.

5.2 Wann ist eine Dienstleistung zufriedenstellend?

Viele der an dieser Studie beteiligten aphasischen Menschen haben konkrete Erfahrungen mit Dienstleistungen gemacht, die für ihre jeweiligen Bedürfnisse angemessen und geeignet waren und mit denen sie zufrieden waren. Tatsächlich sind die meisten Menschen gegenüber jenen, die solche Dienstleistungen erbringen, meist außerordentlich dankbar und sich auch sehr wohl bewußt, unter welchem Druck sie arbeiten müssen. Stützt man sich auf die detaillierten Schilderungen der Studienteilnehmer, kann man die unterschiedlichen Ansichten dieser Menschen entsprechend jener Merkmale klassifizieren, die eine erfolgreiche Gewährleistung von Dienstleistungen charakterisieren. Diese stimmen vielleicht nicht immer mit den Vorstellungen jener überein, die diese Dienste geplant, organisiert und gewährleistet haben. Merkmale erfolgreicher Dienstleistungen sind:

- Verfügbarkeit und Zugänglichkeit,
- Angemessenheit und Adäquatheit,
- Flexibilität und Anpassungsfähigkeit,
- Integration,
- Zuverlässigkeit und Beständigkeit,
- Respekt,
- Fähigkeit zur Unterstützung der Kommunikation,
- Gewährleistung relevanter und verständlicher Informationen.

5.2.1 Verfügbarkeit und Zugänglichkeit

Eine verfügbare Dienstleitung ist dadurch gekennzeichnet, daß sie ein bestehendes Bedürfnis befriedigt, beispielsweise das Bedürfnis nach emotionaler Unterstützung, nach Informationen über die Aphasie oder nach Hilfe im Haushalt. Um von einer solchen Dienstleistung zu profitieren, muß sich der potentielle Empfänger bewußt sein, daß sie überhaupt existiert und wie sie zu nutzen ist. Verfügbare Dienste sollten auch zugänglich sein. Dies bezieht sich im allgemeinen auf den physischen Zugang, was z. B. durch den Bau von Rampen, durch die Verbreiterung von Türdurchgängen und durch Toiletten ermöglicht wird, die für Rollstuhlfahrer zugänglich sind. Es liegt in der Natur der Sache, daß viele aphasische Menschen, die unter physischen Störungen leiden, auch Dienstleistungen benötigen, die physisch zugänglich sind.

Menschen mit einer Aphasie brauchen jedoch auch einen kommunikativen Zugang zu Dienstleistungen. Alle, die in der Lage sind, zu verstehen, welche Dienste ihnen zur Verfügung stehen, können normalerweise einen Anruf tätigen, der Sekretärin oder Empfangsdame erklären, was sie möchten, die Namen und Zahlen aufgreifen, die sie im Krankenhaus erhalten oder von einem Infoblatt abschreiben, Termine vereinbaren und notieren, einen Brief schreiben, in dem man um sofortige Hilfe bittet; jene, die also all das bewältigen, können normalerweise den Zugang zu den ihnen bereitgestellten Dienstleistungen verbessern, ausdehnen oder beschleunigen. Eine Aphasie kann jedoch diese scheinbar banalen Prozesse verhindern, mit dem Ergebnis, daß der Zugang zu den Dienstleistungen verwehrt bleibt.

5.2.2 Angemessenheit und Adäquatheit

Nach Ansicht der aphasischen Menschen sollten die ihnen angebotenen Dienstleistungen sowohl angemessen als auch adäquat sein. Angemessene Dienstleistungen zeichnen sich dadurch aus, daß sie den Bedürfnissen und Erfordernissen des einzelnen entsprechen und jene Unterstützung anbieten, die zu einem bestimmten Zeitpunkt nützlich und notwendig ist. Jene Menschen, die bestimmte Dienstleistungen in Anspruch nehmen, und die anderen, die sie gewährleisten, haben möglicherweise verschiedene Ansichten über die Angemessenheit einer solchen Dienstleistung. Die Frage, ob ein Dienst angemessen ist oder nicht, wird höchstwahrscheinlich zu unterschiedlichen Meinungen führen. Ein häufig geäußerter Kommentar betrifft den Wunsch, über einen längeren Zeitraum mit einem Therapeuten oder einer anderen Gesundheitsfachkraft Kontakt haben zu können. Allem Anschein nach ist eine kontinuierliche Behandlung von weniger großer Bedeutung als eine stetige Beruhigung, Beratung und Unterstützung.

5.2.3 Timing und Flexibilität

Eine zufriedenstellende Dienstleistung sollte nach Meinung der Menschen mit einer Aphasie zum Zeitpunkt des Bedarfs möglichst unverzüglich geleistet werden und trotzdem flexibel auf sich verändernde Bedürfnisse reagieren.

5.2.4 Integration

Eine zufriedenstellende Dienstleistung sollte die sich wandelnden Bedürfnisse in die real vorhandenen Lebensprobleme integrieren und auf einem Verständnis des Menschen als einem komplexen sozialen Wesen beruhen, anstatt nur einzelne isolierte Störungen zu betrachten. In diesem Zusammenhang äußerten viele der aphasischen Menschen, die an dieser Studie teilgenommen haben, den Wunsch nach einem gewissen Maß an Integration der im Krankenhaus und in der Gemeinde gewährten Dienstleistungen, um das Gefühl zu festigen, fortlaufend betreut zu werden. Nach der Entlassung aus dem Krankenhaus, wenn diese Menschen wieder zu Hause sind, kann bei ihnen das Gefühl entstehen, verlassen und beiseitegeschoben zu sein, weil kein weiterer Kontakt mehr besteht.

5.2.5 Zuverlässigkeit und Beständigkeit

Für Menschen mit einer Aphasie können ständig wechselnde oder unverbindliche Vereinbarungen schwer zu verstehen und zu behalten sein, wenn sie nicht sorgfältig erklärt und in einer Weise vorgetragen werden, die für sie verständlich ist. Regeln, Vorschriften und Absprachen müssen klar und konsistent sein. Wichtig ist dabei, daß möglichst immer die gleiche Person den Kontakt zu dem Kranken aufrechterhält, weil es eine gewisse Zeit dauern kann, bis ein anderer versteht, was die Aphasie bedeutet, und den Kommunikationsstil des aphasischen Menschen kennenlernt. Eine andere, häufig erwähnte Unbeständigkeit, die aphasischen Menschen Schwierigkeiten bereitet, bezieht sich auf die Art und Weise, in der manche Berufsgruppen oder Beamte Entscheidungen über den Anspruch und die Gewährleistung angemessener Dienstleistungen treffen. Dieser Prozeß kann reibungslos und effektiv verlaufen, häufig werden jedoch Entscheidungen getroffen, dann angefochten und wieder revidiert. Beispielsweise können ein Allgemeinarzt und ein Facharzt in ihrer Meinung über die richtige Medikamentendosis verschiedener Meinung sein und dem aphasischen Patienten widersprüchliche Anweisungen geben. Manche Studienteilnehmer beschreiben den verwirrenden Effekt von sich widersprechenden Reaktionen bezüglich ihrer Anträge auf bestimmte Unterstützungen, Hilfsmittel oder Vorrichtungen. Einige Darstellungen beschreiben, wie mehrere Beamte zu ganz verschiedenen und gegensätzlichen Schlußfolgerungen bezüglich des Anrechts eines Antragsstellers auf bestimmte Hilfsmittel und Vorrichtungen kamen. Die Unsicherheit, die sich aus solchen Widersprüchen ergibt, kann für einen Menschen mit einer Aphasie aufreibend sein. Wie andere Personen wünschen sich auch aphasische Menschen, daß ihre Belange mit klaren und beständigen Entscheidungen behandelt werden.

Auch die Verläßlichkeit einer Dienstleistung ist für Menschen, die unter einer Aphasie leiden, wichtig. Die Aphasie erschwert es ihnen, unverbindliche Absprachen zu verstehen oder anzurufen und zu fragen, was geschehen ist, wenn jemand zu einer versprochenen Dienstleistung nicht erscheint, und um einen neuen Termin zu bitten. Deshalb müssen die Besuchstermine nach Möglichkeit klar und eindeutig abgesprochen werden, definitiv sein und eingehalten werden. Tritt irgendein Problem auf, ist es wichtig, daß der aphasische Mensch präzise informiert wird und die neue Absprache versteht.

5.2.6 Respekt und Anerkennung

Die Schwierigkeiten bei der Kommunikation können durch übereilte und hektische Verhaltensweisen noch verschlimmert werden, die für viele Berufsgruppen des Pflegebereichs so charakteristisch zu sein scheinen. Aphasische Menschen erkennen sehr wohl den Druck, unter dem viele arbeiten, beschreiben aber auch, wie das Beschäftigtsein von Ärzten, Therapeuten, Sozialdienstpersonal und anderen in ihnen das Gefühl erzeugt, diese wichtigen Leute von ihrer Arbeit abzuhalten.

Aphasie

Selbst wenn in einigen Fällen die Fähigkeit, Inhalt und Einzelheiten bestimmter Äußerungen zu verstehen, begrenzt sein mag, reagieren Menschen mit einer Aphasie extrem sensibel auf den Tonfall eines Sprechers und die Einstellung, die ihm gegenüber vermittelt wird. Obwohl sie vielleicht nicht fähig sind, eine negative Einstellung, auf die sie stoßen, abzulehnen oder ihr zu widersprechen, empfinden aphasische Menschen zumindest ein Gefühl der Wut, wenn sie nicht respektvoll behandelt werden.

5.2.7 Unterstützung der Kommunikation

Wenn Menschen mit einer Aphasie eine Dienstleistung erhalten oder vereinbaren, profitieren sie von jeder Bemühung, ihre Kommunikation zu unterstützen. Im wesentlichen bedeutet dies, daß die dienstleistende Person Zeit für einen Austausch hat und gemeinsam mit dem aphasischen Menschen überprüfen muß, was getan werden kann, um die Kommunikation zu vereinfachen, da für verschiedene Menschen möglicherweise unterschiedliche Strategien eingesetzt werden müssen. Zu den am häufigsten genutzten Strategien, die einem Menschen mit einer Aphasie beim Verständnis helfen können, gehören das langsame Sprechen und das schriftliche Festhalten wichtiger Punkte. Zu den weiteren Strategien, die für das Artikulieren von Wünschen, Bedürfnissen und Sorgen eingesetzt werden können, zählt auch die Ermutigung, ein konkretes Anliegen aufzuschreiben, zu zeichnen oder es durch Gesten auszudrücken, wenn der Verlust der Sprache zu einem Problem wird. Wichtig ist darüber hinaus, daß der nichtaphasische Mensch auch immer wieder überprüft und eine Rückmeldung gibt, was bei einer Unterhaltung bisher eigentlich bereits besprochen wurde. Jene, die Dienstleistungen für Menschen mit einer Aphasie anbieten, sind vielleicht nicht immer mit bestimmten Sprachstörungen vertraut und unsicher, was sie bedeuten oder wie man auf sie eingehen sollte. Vielleicht sind sie überhaupt nicht fähig oder auch nicht bereit, ihren Kommunikationsstil zu ändern, oder sie sind sich nicht einmal bewußt, daß dies erforderlich wäre. Die individuellen Bedürfnisse des aphasischen Menschen komplizieren die Anforderungen an den nichtaphasischen Gesprächspartner.

5.2.8 Gewährleistung relevanter und verständlicher Informationen

Bei aphasischen Menschen sind die eigentlichen Hilfsmittel für das Erkennen, Verstehen und Nutzen von Informationen beschädigt. Dies bedeutet, daß Informationen dem aphasischen Menschen in einer für ihn verständlichen Form vermittelt und zur Verfügung gestellt werden müssen.

Das Wissen, worin eine erfolgreiche und zufriedenstellende Dienstleistung besteht, ist für all jene wichtig, die in der Gesundheitspflege und Sozialfürsorge arbeiten. Dies geht über die Grenzen von Professionen und Institutionen hinaus. In Tabelle 5-1 werden einige Beispiele von positiven und negativen Erfahrungen mit einer Reihe verschiedener Dienstleistungen unter jedem der oben beschriebenen Merkmale aufgelistet.

5.3 Zwei Beispiele für Erfahrungen mit Dienstleistungen

Obwohl man nur selten absolut positive oder absolut negative Darstellungen im Spektrum der Gesundheitsdienste, der Sozialfürsorge und anderer Dienstleistungen vorfindet, zeigen die folgenden Beispiele, wie sehr die Erfahrungen aphasischer Menschen variieren können. Madge hat das Gefühl, daß sie ausreichend unterstützt worden ist und daß die Pflege, die sie erhalten hat, zufriedenstellend war. Rebeccas Ansicht ist demgegenüber eine völlig andere.

Madge ist im großen und ganzen zufrieden mit der Art und Weise, wie die Gesundheits- und Sozialdienste seit ihrem Schlaganfall für sie gearbeitet haben. Trotz ihrer beträchtlichen körperlichen Behinderung und Aphasie wollte Madge wieder unabhängig zu Hause leben: *„Es kam durch die Sozialarbeiterin im Krankenhaus. Sie war sehr freundlich und erledigte alles für mich. Bevor ich aus dem Krankenhaus kam, war schon arrangiert, daß ich zu Hause eine Hilfe hatte. Sie hatten sich vorher getroffen und ich konnte sie jeden Tag sehen. Jeden Tag. Sieben Tage die Woche."* Madges Sprache ist sehr undeutlich, doch ihre regelmäßige Helferin im Haus kennt sie inzwischen gut und kann deshalb das meiste verstehen, was sie sagt. Auch sie hat Strategien entwickelt, die sie einsetzt, wenn sie Madge nicht versteht, indem sie sich z. B. ruhig zu ihr hinsetzt und sich vollständig auf die Unterhaltung konzentriert. Madge schätzt diese langfristige Unterstützung sehr. So wie sie den Hilfsdienst für den Haushalt organisiert hat, kümmerte sich die Sozialarbeiterin auch darum, daß Madge ein Tageszentrum und eine örtliche Schlaganfallgruppe besuchen und sogar in Urlaub fahren kann. Durch die Beschäftigungstherapie wurden ihr nun auch ein Treppenlift und andere Hilfsmittel und Vorrichtungen für zu Hause zur Verfügung gestellt: *„Ich bin gut versorgt. Es gibt nichts zu viel. Alles, was ich möchte, habe ich bekommen."* Trotz ihrer im allgemeinen positiven Erfahrungen weiß Madge, daß es auch andere gibt, die nicht so gut versorgt werden. Sie überlegt, ob sie deshalb vielleicht gewisse Beziehungen aktivieren könnte, hat sie doch durch ihre frühere Ar-

Tab. 5-1 Erfahrungen mit Dienstleistungen

Positive Erfahrungen	Negative Erfahrungen
1. Verfügbarkeit und Zugänglichkeit	
Gesundheitspflege	
■ Regelmäßige Besuche durch den Hausarzt	■ Stundenlanges Warten auf den Transport zur Therapie
■ Gesundheitsuntersuchungen durch die lokale Klinik	■ Keine Verfügbarkeit einer Therapie in der Muttersprache
Sozialfürsorge und Unterstützung	
■ Arrangement einer Hilfe im Haushalt	■ Mißachtung des Leidens und fehlendes Hilfsangebot
■ Aktive Unterstützung durch einen Sozialarbeiter	■ Soziale Dienste telefonisch nicht erreichbar
Sozialdienste	
■ Unterstützung beim Ausfüllen von Formularen	■ Unverständlichkeit von Informationsblättern und Formularen
	■ Stundenlanges Ausharren in der Warteschlange vor dem Büro

„Am Anfang hat es mir viel ausgemacht, wenn ich mit jemandem nicht so sprechen konnte wie mit Ihnen jetzt."
Geoffrey

„Ich rufe den Sozialdienst an. Klingelingeling. Keine Antwort. Viermal. Keine Antwort. Nein, nein, nein! Die Sozialdienste — nein — vergiß es!"
Robert

2. Angemessenheit und Adäquatheit	
Gesundheitspflege	
■ Nachsorgetermine beim Facharzt	■ Unwirksame Therapie oder Aktivitäten im Rahmen der Tagesbetreuung
■ Kontakt mit Therapeuten über Jahre	■ Eingliederung in ungeeignete Gruppen oder Stationen
Sozialfürsorge und Unterstützung	
■ Organisation angemessener Hilfsmittel und erforderlicher Anpassungen	■ Fernbleiben des Sozialarbeiters
	■ Fehlende Hilfe beim Baden im Tageszentrum
Sozialdienste	
■ Angemessene finanzielle Unterstützung, um unabhängig leben zu können	■ Keine definitive Regelung der Frage des Krankengeldes und sonstiger Ansprüche; Verlängerung von finanziellen Engpässen, von Armut und Angst

„Ich hatte nicht genug Therapie."
Ted

„Wir hatten den Eindruck, sie haben nicht genug Personal."
Jean

3. Timing und Flexibilität	
Gesundheitspflege	
■ Sofortige Vereinbarung von Terminen mit dem Hausarzt	■ Monatelanges Warten auf eine Therapie

"In der Strömung verloren" – Gesundheits- und Sozialfürsorge...

Sozialfürsorge und Unterstützung
- Arrangement einer häuslichen Unterstützung bereits vor der Entlassung

Sozialdienste

- Jahrelanges Warten auf die Installation von Haltegriffen

- Zeitraum von 7 Jahren, bis ein Fehlbetrag beim Krankengeld erkannt worden ist

„Nach einigen Jahren ist es mir gelungen, den Vertrauensarzt vom Sozialamt zu bewegen, zu mir zu kommen und mich anzuschauen, und dann habe ich Rente bekommen."

Martha

„Es hat jahrelang gedauert, bis dieser Haltegriff installiert wurde."

Tom

4. Übergang vom Krankenhaus zum Gemeindedienst

Gesundheitspflege
- Regelung einer ambulanten Nachsorge
- Besuche von den Therapeuten vor der Entlassung

- Vollständige Einstellung aller Dienstleistungen und Kontakte nach der Entlassung

Sozialfürsorge und Unterstützung
- Fortdauernder Kontakt von seiten der Sozialarbeiter

Sozialdienste

- Keine Unterstützung bei der Entlassung

- Keine Vorstellung über den Anspruch auf Krankengeld

„Das schlimmste, was mir passiert ist, war, daß es keine Nachsorge gab. Von diesem Tag an bis heute nicht mehr."

Fred

„Keine Überprüfung, ob dein Hirn noch richtig tickt. Wie dein Hirn ist. Man ist ein vergessener Mensch."

Tom

5. Zuverlässigkeit und Beständigkeit

Gesundheitspflege
- Kontinuierlicher Kontakt zu einer bestimmten Person
- Wissen, wen man kontaktieren muß

- Bei jedem Besuch ein neuer Arzt
- Hausarzt und Facharzt empfehlen unterschiedliche Medikationen

Sozialfürsorge und Unterstützung
- Bekanntgabe des Namens und der Telefonnummer des Sozialarbeiters
- Tägliches Erscheinen der gleichen Haushaltshilfe

Sozialdienste

- Vage Absprachen durch Sozialarbeiter am Telefon und Nichteinhaltung dieser Ansprachen
- Fernbleiben der Haushaltshilfe ohne jede Erklärung

- Widersprüchliche Entscheidungen über bestehende Ansprüche

„Mach das Fernsehen an und es gibt ein neues Gesetz."

Ravi

„Sie sagte: 'Bis nächste Woche', und ich habe sie nie mehr gesehen."

Bert

6. Respekt und Anerkennung

Gesundheitspflege
- Aufmerksamkeit für die Probleme und entsprechende Lösungsversuche durch den Hausarzt

- Überheblichkeit des Assistenzarztes, der Störungen nicht ernst nimmt und ständig in Zeitnot ist
- Schlechte Laune und Gereiztheit der Therapeuten

Sozialfürsorge und Unterstützung
- Berücksichtigung der Meinung der aphasischen Person bei Änderungen von Vereinbarungen
- Unpünktlichkeit der Sozialarbeiter

Sozialdienste
- Beistand von seiten der Sozialarbeiter
- Überheblichkeit des Personals
- Gleichgültigkeit des Personals

„Die Ärzte, die Ärzte. — Ja ... ich hasse ... ja, ich hasse ... die herablassende Art. — Du bist ganz klein und ich bin der Boß."

Mark

„Sie sprechen mit meiner Frau. Es hilft auch nichts, wenn sie weiß ist. Sie ignorieren mich, weil ich schwarz bin und auch weil ich krank bin."

Kiran

7. Kommunikation

Gesundheitspflege
- Erläuterung des Schlaganfalls mit Hilfe eines Diagramms durch den Facharzt
- Zu schnelle Sprache des Facharztes
- Der Allgemeinarzt schaut beim Sprechen auf die Akten

Sozialfürsorge und Unterstützung
- Hinreichende Zeit für die Kommunikation von seiten der Haushaltshilfe
- Gute Kenntnisse des Sozialarbeiters über die Möglichkeiten einer Kommunikation und Vorhandensein der hierzu erforderlichen Zeit

Sozialdienste
- Drängelnde und gereizte Beamte

„Sie sprechen mit ihren Akten und nicht mit dir."

Mike

8. Information

Gesundheitspflege
- Analoge Vergleiche durch den Facharzt, um den Blutfluß zu erklären
- Erläuterung der Zukunftsaussichten durch die Pflegenden
- Keine Warnung vor Anfällen
- Keine Erklärung über die Aphasie

Sozialfürsorge und Unterstützung
- Erläuterung aller verfügbaren Unterstützungsmöglichkeiten
- Informationen und Ratschläge im Tageszentrum
- Keine Information, welche Hilfsmittel zur Verfügung stehen
- Keine Information über Taxischeine, Urlaubsangebote, Buspässe oder Behindertenaufkleber für das Auto

Sozialdienste
- Betreuung und Unterstützung beim Stellen von Anträgen durch die Sozialarbeiter
- Keine Aufklärung, wen man um Rat fragen kann
- Keinerlei Zeit für die Patienten beim frustrierten und angespannten Personal

„Sprechen und Telefon ... nein, kann ich nicht. So, wissen Sie, wer Ratschlag? Krankenhaus ... nichts, nichts."

Cath

beit viele Leute in den Abteilungen für Sozialarbeit und Beschäftigungstherapie kennengelernt. Sie erzählt auch, daß sie von einem Freund über einen Hilfsfond informiert wurde, an den sie sich erfolgreich gewandt hat. Ohne dieses Geld, das sie jetzt für eine zusätzliche Hilfskraft einsetzen kann, würde es ihr nicht so gut gehen: *„Die sozialen Dienste sind sehr gut, aber nicht gut genug."* Madge ist gegenüber den Tageszentren für soziale Dienste recht kritisch eingestellt, weil sie dort so lange warten muß, wenn sie ein Bad nehmen möchte. Wenn Madge Hilfe oder Rat braucht, stehen ihr Namen und Telefonnummern von Personen in der Beschäftigungstherapie und in den Sozialarbeitsdiensten zur Verfügung, an die sie sich wenden kann und die sie auch gut kennen.

Rebeccas Erfahrungen mit den Gesundheitsdiensten und anderen Dienstleistungen haben sie sehr wütend gemacht. Als sie ihren Schlaganfall hatte, wurde sie ins Krankenhaus gebracht, wo sie sich nach einigen Verzögerungen, weil gerade ein Feiertag war, verschiedenen Untersuchungen unterziehen mußte. Anfänglich war nicht sicher, wodurch ihre körperliche Schwäche und ihre Unfähigkeit, auszudrücken, was sie sagen wollte, verursacht worden waren: *„Einer der Ärzte sagte zu mir: 'Das passiert doch keinem 22jährigen Mädchen und wir kennen uns damit nicht aus.'"* Rebecca wurde zu einem Psychiater überwiesen, der ihre Angst noch verstärkte, daß sie möglicherweise verrückt sei: *„Sie sagten einfach zu mir: 'Oh, das ist in Ihrem Kopf, das ist alles psychisch.' — Sie behandelten mich wie eine Idiotin. Sie waren so herablassend. Ich meine, sie würden heute mit mir nicht mehr so sprechen, weil ich jetzt ... wissen Sie, ich kann ja kommunizieren. Aber wenn man nicht kommunizieren kann, behandeln sie dich wie ein Kind und das ist so frustrierend. — Ein paar der Ärzte waren einfach scheußlich. Du möchtest ihnen am liebsten sagen: 'Weißt du, wie das hier ist?'"* Rebecca versuchte, einem der Ärzte die Tatsache zu vermitteln, daß ihr Gesichtsfeld eingeschränkt war: *„Er sagte: 'Erklären Sie, was Sie meinen.' Und natürlich konnte ich das nicht, und er saß da und trommelte ungeduldig mit den Fingern auf den Tisch. Er fragte: 'Heißt das, Sie können die Landschaft nicht sehen?' Ich meinte ... ich dachte einfach ... ich habe mir keine so großen Sorgen gemacht."* Abgesehen davon, daß sie eine intensive Behandlung durch Physiotherapeuten erhielt, von denen einige sich *„wie Rottweiler"* aufführten, ermöglichte man Rebecca trotz ihrer gestörten Kommunikation keinen Kontakt zu einem Sprech- und Sprachtherapeuten: *„Das wurde mir nie angeboten. Das war nie eine Option."* Auch bei ihrer Entlassung aus dem Krankenhaus erhielt sie keine Informationen über Dienstleistungen und keine Nachsorge durch ihren Hausarzt, niemand stellte einen Kontakt zu einem Beschäftigungstherapeuten oder Sozialarbeiter her oder klärte sie über die Existenz von Unterstützungseinrichtungen und örtlichen Gruppen auf. Während sie sehr bald erkannt hatte, daß das Personal in den Pflegeberufen häufig extrem überfordert ist, fühlte sich Rebecca während ihres Krankenhausaufenthaltes trotzdem manchmal abwertend behandelt. Sie äußert ihre Wünsche folgendermaßen: *„Daß sie sich einfach verpflichtet fühlen und sagen, was ... zu mir kommen und sagen: 'Das ist Ihnen passiert und das werden wir jetzt tun ... das wird jetzt ...' Wissen Sie, weil da nichts war. Das war alles einfach irgendwo und ich mußte damit selbst zurechtkommen. — Es machte mich richtig wütend, wie ich behandelt worden bin, besonders weil ich so jung bin. — Es ist einfach die Mißachtung, die sie für jemanden mit einem Schlaganfall haben. Nicht nur für mich, es ist das Ganze ... die ganze Sache. Die fahren dich einfach irgendwohin und geben dir einen Rollstuhl. Vielen Dank. Der nächste bitte! — Die Menschen werden dabei völlig vergessen."*

5.4 „Du kannst dich nicht selbst bemerkbar machen." – Aphasie und Diskussionen

Auch viele nichtaphasische Menschen erleben ähnliche Probleme mit Gesundheits- und Sozialdiensten und anderen Dienstleistungen, wie die in diesem Kapitel beschriebenen Erfahrungen. Menschen, die unter einer Kommunikationsstörung leiden, sind jedoch besonders verletzlich. Die Aphasie erschwert es ihnen, eine Dienstleistung zu hinterfragen, zu verstehen, zu reklamieren, zu diskutieren oder sie gegebenenfalls abzulehnen. Weil die Aphasie äußerlich nicht erkennbar ist, werden ihr Wesen und ihre Auswirkungen oft nicht verstanden, und die Verletzlichkeit der Menschen, die mit der Kommunikation zu kämpfen haben, wird nicht erkannt. Das kann auch bedeuten, daß ihnen eine Dienstleistung vorenthalten wird, obwohl diese für sie äußerst nützlich wäre. Für viele aphasische Menschen bedeutet der Verlust der Sprache auch den Verlust der Kontrolle über die sie betreffenden Ereignisse.

Martha ist schon etwas älter und körperlich ziemlich schwach; sie lebt alleine und ist von der Unterstützung einer Haushaltshilfe und einer Gemeindeschwester abhängig. Martha hat als Ärztin gearbeitet und ist deshalb nicht sehr erstaunt über ihre Erfahrungen, die sie jetzt als Empfängerin solcher Dienstleistungen macht. Aus ihrer Sicht scheint die Medizin der Aphasie noch recht hilflos gegenüberzustehen: *„Sie wissen nicht unbedingt, was das bedeutet."* Sie ist sehr kritisch gegenüber den Dienstleistungen eingestellt, die sie erlebt hat, und klagt über die Kürzungen im Gesundheitswesen. Ihre Hauptklage betrifft aber die geringe Zeit, die für Gespräche mit ihrem Hausarzt vorhanden ist, und einen Hauspflegedienst, bei dem ebenfalls der Rotstift angesetzt wurde: *„Zuerst einmal sind sie nicht genug Leute und dann rufen sie dich an und entschuldigen sich, sie könnten diese Woche nicht kommen, und ich fürchte, ich werde dann die nächsten zwei Wochen nicht gewaschen. Ich hatte doch erst ein Geschwür. Ich habe es jetzt schon lange, aber keiner hat seit zwei Wochen darauf geschaut, nicht wahr? Sie sind einfach schrecklich."* Während Martha damit gedroht hat, sich über den immer schlechter werdenden Dienst, den sie erhält, zu beschweren, ist sie sich der Tatsache bewußt, daß sie, sollte sie dies in die Tat umsetzen, sicherlich Probleme bekommen wird: *„Ich sagte ihnen, daß, wenn sie ... wenn sie ... wenn sie ... ich habe vergessen, um was es ging. Ich sagte, ich würde dem Bundeskanzler schreiben ... oh, waren die hochnäsig. — Ich würde dafür einen ganzen Tag brauchen ... wenn über .... und um es zu tun und ... — hmm, mm. Und es nochmal und nochmal schreiben, bis ich ..."* Martha hat inzwischen eine Möglichkeit gefunden, ihr Problem der Kommunikation mit den Ärzten zu umgehen, die ihr dazu nicht genügend Zeit lassen. Sie leistet sich jetzt eine private medizinische Behandlung: *„Dieser Arzt ist ganz besonders gut. Ich kenne ihn persönlich und er kümmert sich um alles. Er schaut mich ganz an, den ganzen Körper, den ganzen Körper. — Er ist ein furchtbar netter Mensch, auf jeden Fall. Er ist sehr ruhig und freundlich und wenn ich gehe ... wenn ich nicht klarkomme, wissen Sie, dann sagt er einfach: 'Nein, warten Sie doch einen Moment, wir fangen nochmal von vorn an.' — Und deshab ist er kein Arzt in einer Uniklinik."*

In einigen Fällen hegen aphasische Menschen das Gefühl, daß ihr Fall für einen Dienstleistungsbereich mehr Vorteile bringt als sie im Gegenzug von diesem profitieren. Ein Mann nahm an einem Sprech- und Sprachtherapieforschungsprojekt teil und verbrachte viele Stunden bei Tests und Experimenten. Er verstand nie das Ziel oder das Ergebnis der Studie. Der Therapeut nahm, als das Projekt abgeschlossen war, später keinen Kontakt mehr mit ihm auf. Jemand anderes machte die Erfahrung, daß er mit seiner Aphasie regelmäßig vor großen Gruppen von Medizinstudenten vorgeführt wurde:

„Sie hatten einen Bereich ... Bereich für Studenten ... und all diese ... Hörsäle und fragten mich Sachen und ... äh ... manchmal hatte ich Probleme mit äh ... Dingen mit mit ... äh ... Namen von ... äh ... oh wie diese. Wie oh ... haben Sie das gesehen und ... äh ... ich versuche etwas anderes. — Als ich herausfand, was ich da tat — ich sollte dies tun und ich tat das — und dann dachte ich, ich bin blöd."

Rob

Während diese Menschen auf positive und kompetente Art einen Beitrag zum Unterricht und zur Forschung leisten, wirft die Tatsache, daß sie dies mit einer eingeschränkten Sprachfähigkeit tun, einige wichtige Fragen zur Thematik der Einwilligung nach Aufklärung *(informed consent)* auf. Die Aphasie erschwert es, das Ziel und das Wesen professioneller Aktivitäten zu verstehen und wirklich kompetente Entscheidungen in Bezug auf die eigene Teilnahme zu treffen.

Es ist auch möglich, daß Menschen, die unter einer Aphasie leiden, bei der Lösung von Problemen helfen können, auf die man beim Zugang und der Inanspruchnahme von Dienstleistungen stößt, doch dies hängt weitgehend vom guten Willen der anderen ab. In vielen Fällen schließen Familienangehörige oder Freunde auftretende Lücken bei der Gewährleistung von Körperpflege und Unterstützung. Einige übernehmen auch die häufig langwierige und frustrierende Aufgabe, Anträge zu stellen, eine Therapie zu organisieren und sich um die Installation von Hilfsmitteln und Hilfsvorrichtungen zu kümmern. Einige aphasische Menschen nehmen mit Gesundheitsfachleuten Kontakt auf und versuchen, ihn zu halten, unterrichten sie über ihre Aphasie und setzen sie erfolgreich als Fürsprecher ein, an die sie sich wenden können, wann immer sie auf Probleme stoßen. Andere, die dazu in der Lage sind, zahlen aus eigenen Mitteln für Dienstleistungen, die nicht jedermann zugänglich sind, und für eine umfassendere und bessere Qualität der professionellen Leistungen.

5.5 *„Ich muß bekloppt sein."* – Erfahrungen mit der Sprech- und Sprachtherapie

Die in diesem Kapitel beschriebenen Erfahrungen beziehen sich auf viele verschiedene Dienstleistungen, seien sie medizinischer, finanzieller, sozialer, therapeutischer oder gemeindebezogener Art. Die Eigenschaften, die sich aus diesen Darstellungen herleiten lassen, sind dementsprechend für alle wichtig, die eine Betreuung für aphasische Menschen anbieten, von Fachärzten bis zu Haushaltshilfen, von Sozialarbeitern bis zum Personal der Sozialdienste. Wenn man eine bestimmte Dienstleistung, in diesem Fall die Sprech- und Sprachtherapie, genauer betrachtet, kann man ein fundiertes Verständnis für die Eigenschaften und Merkmale entwickeln, die aphasische Menschen für wesentlich erachten, und die entsprechenden Konsequenzen für die beteiligten Berufsgruppen besser beurteilen.

„In der Strömung verloren" – Gesundheits- und Sozialfürsorge...

Die Sprech- und Sprachtherapie ist eine komplexe Dienstleistung, die für all jene Menschen besonders wichtig ist, die unter einer Aphasie leiden. Sie umfaßt zahlreiche Prozesse, zu denen die Einschätzung der Sprachstörung, adäquate Ratschläge und, wenn erforderlich, die Behandlung durch einen qualifizierten Therapeuten gehören. Als dieses Buch geschrieben wurde, war in Großbritannien ein System der freien Arzt- und Behandlungswahl üblich. Das bedeutete, daß jeder, also auch ein aphasischer Mensch, zu einem Therapeuten seiner Wahl gehen konnte. Die Entstehung von selbständigen Trusts der Gesundheitspflege bedeutet jedoch, daß die lokalen Gepflogenheiten bei der Überweisung und Behandlung von Menschen mit einer Aphasie überall anders sind.

5.5.1 Verfügbarkeit und Zugänglichkeit der Sprech- und Sprachtherapie

Die Verfügbarkeit eines Sprech- und Sprachtherapiedienstes für Menschen mit einer Aphasie scheint von Region zu Region erheblich zu variieren; so können manche Betroffene jahrelangen Kontakt mit einem Sprech- und Sprachtherapeuten haben und andere, wie Rebecca, niemals eine Therapie erhalten. Einige sind sich einfach nicht bewußt, daß es eine für sie geeignete Behandlungsmöglichkeit geben könnte. Aber selbst dann, wenn eine Therapie bewilligt worden ist, können die zum Einsatz kommenden Behandlungsmaßnahmen, auch wenn Form und Ausprägung der Aphasie große Ähnlichkeit aufweisen, sowohl im Umfang als auch in der Qualität erheblich voneinander abweichen.

Das Wissen, daß eine Dienstleistung zwar verfügbar ist, man jedoch keine Möglichkeit hat, sie in Anspruch zu nehmen, kann sich für einen aphasischen Patienten, der verzweifelt auf Hilfe und Rat wartet, als sehr frustrierend erweisen.

Betty wurde ohne größere körperlichen Schäden, aber mit einer schweren Aphasie aus dem Krankenhaus entlassen. Sie ärgert sich noch heute darüber, daß sie ganz alleine mit ihrer Aphasie fertig werden mußte und nie eine Nachsorge durch einen sprachtherapeutischen Dienst erhielt: *„Die Sprachtherapeutin kam ein- oder zweimal in der Woche und machte mit mir einen dieser Tests, wissen Sie, mit dem Buchstabieren und all die Dinge, und ich konnte damit gar nichts anfangen. — Sie kam, denke ich, eine Woche später und schlug vor, daß ich eine Sprechtherapie machen sollte. Aber es war nicht genug Zeit. Das war ziemlich schrecklich, aber sie haben nie angerufen ... Nachsorge, und ich sagte mutig, wissen Sie: 'Ich kann ohne das auskommen.' — Ich wurde von einer Spezialistin aus dem Krankenhaus dreimal be-*

sucht und das war es. Sie meinte: 'Na ja, ich denke, Sie sind der Typ, der damit alleine zurechtkommt.' Mein Cousin brachte mich dann nach Hause und zum Supermarkt, weil ... um Sachen zu kaufen. Danach brachte mir mein Nachbar alle Sachen, die ich so brauchte. Davon abgesehen kannte ich niemanden. Jeder dachte, mir geht es gut. — Ich war ein bißchen sauer auf die Sprache, weil ich festgestellt habe, ich wollte ... ich brauchte sie. Ich brauche sie immer noch, natürlich. Ich ärgere mich sehr, daß ich keine Sprachtherapie hatte. " Der Zugang zu einer Therapie schien in Bettys Fall durch die begrenzten Ressourcen und durch das Unvermögen der Personen, die solche Dienste leisten, ihr Bedürfnis nach Hilfe und Unterstützung zu erkennen, eingeschränkt gewesen zu sein. Betty nahm schließlich davon Abstand, energisch nach einer Therapie zu verlangen, auch weil sie zu dieser Zeit nur wenig Vertrauen in ihr Sprachvermögen hatte.

Der rein physische Zugang zur Sprech- und Sprachtherapie kann bereits im Hinblick auf den Transport und die Sitzungen selbst problematisch sein. Der aphasische Mensch, der nicht mehr selbst fahren kann, muß manchmal stundenlang warten, bis ein Krankenwagen kommt, um ihn zu einer 40minütigen Therapie zu befördern. Jene, die den öffentlichen Verkehrsmitteln die Stirn bieten, um zu ihrer Therapie zu gelangen, beschreiben die Schwierigkeiten, den Busfahrer nach dem Fahrpreis zu fragen oder in einer Warteschlange mit ungeduldigen Menschen nach dem Wechselgeld zu suchen. Solche Erfahrungen überwiegen häufig die Vorzüge einer Therapie.

5.5.2 Form und Angemessenheit einer Sprech- und Sprachtherapie

Wenn Menschen mit einer Aphasie darüber befragt werden, was bei ihrer Sprech- und Sprachtherapie geschieht, beschreiben sie viele verschiedene Aktivitäten. Diese Therapien können Übungen für die Zunge und die Gesichtsmuskulatur, Übungen zur Produktion von Geräuschen, Übungen des Ordnens von Wörtern nach ihrer Bedeutung, Übungen zur Anwendung und zum Verständnis von grammatikalischen Strukturen, Lese- und Schreibübungen sowie Gruppendiskussionen enthalten. Die meisten Menschen verstehen den Zweck der Therapiesitzungen als eine Art Training zur Reaktivierung ihrer Sprache. Einige empfinden jedoch die Form mancher Aufgaben, zu denen sie während der Therapie angehalten werden, als vollkommen schleierhaft. Der Sinn einer Aktivität, etwa das Benennen oder Beschreiben von Bildern, Gegenständen oder Ereignissen, die Therapeuten nutzen, um sich ein Bild über die Art und Ausprägung einer Aphasie machen zu können, wird teilweise nicht verstanden. Manche Therapeuten scheinen demnach nicht besonders geeignet zu sein, ihren Patienten verständlich zu erläutern, was im Rahmen der Therapie getan wird und warum. In solchen Fällen erscheinen einigen Menschen die Rituale einer Therapie als erniedrigend und vermitteln ihnen das Gefühl, für dumm gehalten zu werden. Viele erzählen, daß die Therapie in ihnen das Empfinden wachruft, wieder zum Schüler in der Schule zu werden. Die Assoziation mit der Schule kann manchmal durch das Vorgehen des Therapeuten noch verstärkt werden.

„Es war Katze und Hund und das alles. Ich mußte versuchen und eine Katze machen und eine andere Katze. Ich wußte nicht, warum, aber jetzt weiß ich es. Ich muß bekloppt sein ... so etwa. Aber die Sprechtherapie weiß solche Sachen am besten."

Philip

Trotzdem erkennen viele, die eine kompetente Sprech- und Sprachtherapie erhalten, auch jene, die den Sinn bestimmter Aktivitäten nicht verstehen, den positiven Effekt, daß man ihnen geholfen hat, ihre Schwierigkeiten zu verdeutlichen.

„Er ließ mich Geräusche machen, phonetische Geräusche. Es hilft beim Sprechen. — Er hat alles ins richtige Gleis gebracht. — Ich machte dann gute Fortschritte."

Les

Abgesehen davon, daß eine Therapie in vielen Fällen hilft, die Sprache wieder zu verbessern, wird sie auch deshalb geschätzt, weil sie das Selbstvertrauen in die eigene Kommunikationsfähigkeit fördert und den aphasischen Menschen mit anderen, die sich in einer ähnlichen Situation befinden, zusammenbringen kann. Einige erfreuten sich der Dienste von Sprech- und Sprachtherapeuten, die sich nicht nur mit ihren Sprachstörungen beschäftigten, sondern auch mit ihrem allgemeinen Wohlbefinden. Solche Therapien scheinen bestimmte Themen aufzugreifen, die über die eigentliche Sprachstörung hinausgehen, z. B. den Kontakt mit anderen Einrichtungen aufzunehmen, etwa Beratungs- oder Fortbildungskurse für Erwachsene, die Einbeziehung der Hilfe von Sozialarbeitern, die Vorstellung der aphasischen Person in Selbsthilfegruppen und die Organisation anderer Dienstleistungen, wie etwa einer Schulung der Selbstsicherheit bei Aphasie. Andere Darstellungen der Sprech- und Sprachtherapie zeigen jedoch, daß sie für die Bedürfnisse und Belange eines aphasischen Menschen vollkommen irrelevant sein kann. Solche divergierenden Erfahrungen über die Verfügbarkeit, den Umfang und die Qualität der Therapie sprechen für eine grundlegende Unausgewogenheit dieser Dienstleistung.

Rose und **Kiran,** die im Abstand von 2 Jahren vergleichbare Schlaganfälle hatten, welche auch zu ähnlichen Störungen führten, haben sehr unterschiedliche Erfahrungen mit der Sprech- und Sprachtherapie gemacht. Rose hatte nach ihrem Sprachverlust eine kurze Begegnung mit einer Therapeutin im Krankenhaus, fand aber das Angebot nicht hilfreich oder angemessen: *„Ich wurde von der Sprechtherapeutin besucht und sie tat, mit Karten, die sagen 'Ja' und 'Nein' und all solche Sachen, die ich gerne esse oder trinke. Ich nahm sie dankbar an, konnte sie aber nicht lesen und konnte ihr auch nicht erklären, daß ich sie nicht lesen konnte, also habe ich sie einfach genommen und gedacht: 'Na ja, sie geht ja in einer Minute wieder weg.'"* Rose erhielt keine Nachsorge, als sie nach Hause entlassen wurde, und sie mußte die Versorgung ihrer zwei kleinen Kinder wieder aufnehmen, obwohl sie zu diesem Zeitpunkt fast gar nicht sprechen konnte. Sie lebt zwar in einer ländlichen Gegend, die allerdings noch in Reichweite einer größeren Stadt liegt, und hätte ohne weiteres eine ambulante Therapie durchführen können, wenn sie nur organisiert worden wäre: *„Es war eine Schweinerei! Sie sagten mir, daß jemand kommen würde, aber es kam nie jemand, so daß das die ganze Sprechtherapie war, die ich bekam. Ich denke, in die Nachsorge müßte viel mehr Geld gesteckt werden."* Im Gegensatz dazu erhielt Kiran, während er noch im Krankenhaus war, zweimal in der Woche Besuch von einem Therapeuten, und es folgten regelmäßige ambulante Treffen, nachdem er wieder zu Hause war. Er fand, daß die Sprech- und Sprachtherapie, die er erhalten hatte, für seine Genesung ungeheuer wichtig gewesen war. Obwohl er wie auch sein Therapeut die Therapie gerne noch über die Höchstgrenze von 6 Monaten fortgesetzt hätten *(„...Genesung kann viel, viel länger dauern..."),* verstand er, daß der Druck der Warteliste bedeutete, daß er jetzt ausscheiden mußte. Sein Therapeut arbeitete an seiner Sprachstörung und beriet ihn auch. Zusammen erreichten sie, daß eine Stelle für einen Therapeuten eingerichtet wurde, der Pandschabi-Englisch sprach. Trotz ihrer so gegensätzlichen Erfahrungen fühlten sowohl Kiran als auch Rose, daß sie von einer kontinuierlichen Sprach- und Sprechtherapie noch mehr hätten profitieren können.

5.5.3 Angemessenheit der Sprech- und Sprachtherapie

Der Kontakt des einzelnen Patienten zu einem Sprech- und Sprachtherapeuten kann jahrelang fortbestehen. Einige Teilnehmer an dieser Studie wirken immer noch an Kommunikationsgruppen mit, die von den Therapeuten für die Betroffenen bis zu 9 Jahren nach ihrem Schlaganfall abgehalten werden.

Andere engagieren sich weiterhin in Selbsthilfe- und Schlaganfallgruppen, von denen einige auch von Therapeuten unterstützt werden. Dieser so lang anhaltende Kontakt steht in deutlichem Gegensatz zur Erfahrung all jener, die nur ganz minimal von dieser Dienstleistung profitieren konnten.

Die am häufigsten geäußerte Kritik an der Sprech- und Sprachtherapie bezieht sich darauf, daß viele Betroffene glauben, sie erhielten nicht genügend Therapie. Wenn sie könnten, würden viele auch Jahre nach ihrem Schlaganfall die Therapie immer noch weiterführen. Es scheint, als seien viele davon überzeugt, durch immer mehr Therapie könne ihre Sprachfähigkeit noch besser wiederhergestellt werden, oder sie haben das Gefühl, trotz der stetigen Verbesserung ihrer Fähigkeiten auch weiterhin Rat und Beruhigung für ihren Fortschritt zu benötigen.

„Ich denke, zwei Stunden oder drei Stunden in der Woche brauche ich."
Colin

Interviewer: *Hat Ihrer Meinung nach die Sprechtherapie überhaupt geholfen?*
Jack: *Oh nein ... eine Woche.*
Interviewer: *Eine Woche?*
Jack: *Ja ... gut. Einmal ... in der ... Woche.*
Interviewer: *Einmal in der Woche. Denken Sie, das ist genug, Jack?*
Jack: *(ärgerlich) Oh, verdammt!*
Interviewer: *Überhaupt nicht.*
Jack: *Eins, zwei, drei, vier, fünf.*
Interviewer: *Sie sollte viermal in der Woche stattfinden oder ...*
Jack: *Ja. Verdammt. Oh, verdammt.*

5.5.4 Einstellung und Kommunikationsfähigkeiten der Sprech- und Sprachtherapeuten

Die Sprech- und Sprachtherapeuten scheinen im allgemeinen von den aphasischen Menschen durchaus geschätzt zu werden. Ihre Kompetenz bei der Erleichterung der Kommunikation und der Gewährleistung einer emotionalen Unterstützung, die Tatsache, daß sie offensichtlich verstehen, was eine Aphasie ist, und ihre Wertschätzung der aphasischen Person werden mit Erleichterung wahrgenommen, vielleicht weil man auf solche Eigenschaften nur selten trifft. Die Angst wegen der eigenen Aphasie und die Hoffnung, daß dieser Mensch in der Lage sein wird, die Situation zu verbessern, können zu starken Gefühlen gegenüber dem Therapeuten führen, die oft mit Erinnerungen an frühere Lehrer in Zusammenhang gebracht werden. Die Macht der Therapeuten kann in dieser Beziehung beträchtlich sein. Therapeuten, die überheblich, abwertend, herrisch oder feindselig gegenüber ihren aphasischen Klienten eingestellt sind, können einen verheerenden Einfluß ausüben. Trotzdem wird die Wut über die Unzulänglichkeit einer Therapie selten an dem Therapeuten selbst abreagiert, sondern eher auf jene gerichtet, die diese Dienstleistung organisieren und ermöglichen, insbesondere auf die Politiker.

„Die Regierung ... nicht viel Geld."

Stephen

„Ich könnte ihre Köpfe aneinanderknallen. Ich würde für die Aphasie-Therapie kämpfen."

Kiran

„Es gibt zu wenig Geld von der Regierung."

Alf

5.5.5 Information, Integration und das Ende der Therapie

Das Ende der Therapie kann für einen Menschen mit einer Aphasie von einschneidender Bedeutung sein. Es kann der Punkt sein, an dem man ganz deutlich mit den langfristigen Folgeerscheinungen der Aphasie konfrontiert wird, häufig noch bestärkt durch das Wissen, daß es nun keine weitere direkte Unterstützung zur Förderung der Genesung geben wird. Aber auch zu diesem Zeitpunkt benötigt ein aphasischer Mensch die unterschiedlichsten Informationen: über die Aphasie selbst, ob eine weitere Genesung wahrscheinlich ist oder nicht, welche lokalen Ressourcen in Anspruch genommen werden können etc. So wie manche Sprech- und Sprachtherapeuten die erforderlichen Informationen über die Natur der Aphasie und den Zweck der Therapie nicht besonders gut vermitteln können, scheinen andere von ihnen auch Schwierigkeiten bei der Erklärung zu haben, warum die Therapie beendet wird, wie die weiteren Aussichten sich darstellen und welche Optionen zur Verfügung stehen. Es gab folgende Vorgehensweisen bei der Beendigung der Therapie:

- Abrupt beendet: *„Sie wurde einfach abgebrochen."*
- Mit einer Erklärung beendet: *„Ich war an einem bestimmten Punkt. Ich konnte ein bißchen lesen. Ich konnte sprechen und sie sagte, sie könne mich jetzt nicht mehr behalten."*
- Nach und nach abgesetzt: *„Es waren Stufen, Stufen."*
- Besprochen und geplant: *„Wir haben diskutiert, wann wir damit aufhören."*

Die Gründe für die Beendigung der Therapie waren folgende:
- Ohne Begründung abgebrochen: „*Sie haben es abgesagt. Warum, weiß ich nicht, aber sie haben es abgesagt.*"
- Begrenzte Ressourcen: „*Ich mußte dem nächsten Platz machen.*"
- Eine Fortführung der Therapie ist scheinbar wirkungslos: „*Sie sagten mir, sie könnten nichts mehr machen.*"
- Der aphasische Patient möchte von sich aus aufhören: „*Ich hatte das Gefühl, sie verschwenden ihre Zeit.*"
- Die Therapeuten hören mit ihrer Arbeit auf: „*Er hat seinen Job aufgegeben.*"

Die Therapie kann auf verschiedene Weise und aus einer Vielzahl von Gründen beendet werden. Obwohl aphasische Menschen verstehen, daß diese Dienstleistungen begrenzt sind, beschreiben viele, daß sie sich über die Art und Weise geärgert haben, wie die Therapie beendet wurde, besonders wenn dies abrupt und ohne Erklärungen geschah. Die empfehlenswerteste Methode besteht in einem allmählichen Ausklingen des Kontaktes, in Verbindung mit sorgfältigen Erklärungen und einer Diskussion über die Optionen und Möglichkeiten des Umgangs mit realen Lebensproblemen. Die Tatsache, daß dies so selten geschieht, spricht dafür, daß auch Sprech- und Sprachtherapeuten Schwierigkeiten haben können, Probleme des Alltags, auf die Menschen mit einer Aphasie stoßen, in ihre Therapie zu integrieren. Einige Berichte bezeugen, daß die Sprech- und Sprachtherapie von den realen Sorgen eines Menschen, der versucht, mit seiner Aphasie zurechtzukommen, weit entfernt ist.

Vincents Sprachfähigkeiten wurden nach seinem Schlaganfall von einer Sprech- und Sprachtherapeutin eingeschätzt. Er war zutiefst schockiert, daß er so lächerlich einfache Dinge gefragt wurde und diese trotzdem nicht ausführen konnte: „*Sie legte mir kleine Gegenstände hin wie einen Pfennig oder eine Tasse oder einen Löffel. Und sie sagte zu mir: 'Schauen Sie her, was ist das?' Und als sie das sagte, dachte ich tief in mir, na ja, ich bin total blöd, wissen Sie? Aber dann, als ich schaute, konnte ich nicht ... Ich konnte mir nicht vorstellen, was sie gesagt hat — Also finde ich — oh, es war schlimmer, als ich gedacht hatte.*" Nach seiner Entlassung aus dem Krankenhaus erhielt Vincent einige Einzeltherapiestunden und ging zu Gruppensitzungen. Vincent spricht voller Bewunderung über die Sprech- und Sprachtherapeuten, die er kennengelernt hat und die unter starkem Druck in oft verkrampften und schwierigen Situationen arbeiten mußten: „*Ich finde, sie verdienen eine Medaille. Ich habe davon so viel profitiert. Ich denke, ich habe wirklich viel Erfahrung damit gemacht, und die vielen Leute mit einem Schlaganfall.*" In den wöchentlichen Therapiesitzungen wurden Frage- und Sprachspiele durchgeführt. Zu diesem Zeitpunkt entwickelte sich bei ihm der Wunsch, seine Arbeit wieder aufzunehmen, zumal er über seine finanzielle und häusliche Situation sehr besorgt war. Obwohl er sicherlich nicht kritisch eingestellt ist, weist Vincent trotzdem darauf hin, daß die wöchentlichen Aktivitäten während der Sprech- und Sprachtherapie auf bestimmte Themen überhaupt nicht eingingen: *„Ich persönlich war manchmal auch ein bißchen gelangweilt. — Ich lernte viele Dinge, die ich vor meinem Schlaganfall nicht wußte, wie die Geschichte vom englischen Königshaus, von den Royals. — Die Sprechtherapie hat mir aber keine Informationen über die Hilfsmöglichkeiten gegeben. Die Hilfe, die sie mir gaben, war, alles zu versuchen, damit es mir besser ging."* Vincent verließ die Gruppe, blieb jedoch in Kontakt mit einigen der Leute, die er dort getroffen hatte.

5.6 *„Ich muß mich wahrscheinlich darüber freuen."* – Die Rolle des ehrenamtlichen Sektors

So wie die aphasischen Teilnehmer dieser Studie ihre Erfahrungen mit den verschiedenen Dienstleistungen beschrieben, sprachen sie auch über ihre Kontakte mit den für sie zuständigen ehrenamtlichen und karitativen Verbänden. Die wichtigsten nationalen karitativen Organisationen, die in Großbritannien für Menschen mit einer Aphasie Hilfe und Unterstützung anbieten, sind der Schlaganfall-Verband, der ein nationales Netzwerk von Dysphasie-Unterstützungsgruppen geschaffen hat und von ehrenamtlichen Mitarbeitern geleitet wird, und die Aktion für dysphasische Erwachsene, mit deren Hilfe eine Reihe von regionalen sozialen Gruppen und Selbsthilfegruppen geschaffen und unterstützt wird. Beide Organisationen stellen Informationen und Ratschläge über die Probleme der Aphasie zur Verfügung. Die ADA (Aktion für dysphasische Erwachsene) ist zur Zeit dabei, umfangreiche Initiativen zu entwickeln, zu denen beispielsweise Ausbildungsprogramme für Medizinstudenten und Ärzte, ein kompetenter Rechtsbeistand für aphasische Menschen, die in juristische Streitigkeiten verwickelt sind, sowie aphasiefreundliche Informationen über bestimmte Sprachstörungen und die verschiedenen Therapieformen zählen. Sowohl die ADA als auch der Schlaganfall-Verband arbeiten kooperativ mit sprech- und sprachtherapeutischen Diensten zusammen. Über die nationalen karitativen Organisationen hinaus gibt es in einigen Gegenden lokale karitative Verbände und ehrenamtliche Dienste, die Schlaganfallgruppen organisieren, manchmal auch unter Beteiligung eines Sprech- und Sprachtherapeuten.

Die Formen ehrenamtlicher und karitativer Dienstleistungen, von denen die aphasischen Menschen in dieser Studie berichtet haben, lassen sich folgendermaßen zusammenfassen:
- Informationen durch nationale karitative Organisationen, wie die Aktion für dysphasische Erwachsene (ADA) und den Schlaganfall-Verband (SAV) [siehe vergleichbare deutsche Selbsthilfegruppen im Anhang];
- Mitgliedschaft in regionalen sozialen Gruppen, die von der ADA gegründet und unterstützt werden;
- Mitgliedschaft in Selbsthilfegruppen, die von der ADA unterstutzt werden;
- Mitgliedschaft in lokalen Dysphasie-Unterstützungsgruppen, die von der SAV gegründet worden sind;
- Erörterung von Themen durch 'Kommunikationskarten', die der allgemeinen Öffentlichkeit die Aphasie erklären, unterstützt durch die ADA und die SAV;
- Mitgliedschaft in Schlaganfallgruppen, die von ehrenamtlich Tätigen geleitet und durch lokale karitative Einrichtungen in Verbindung mit lokalen Gesundheitsdiensten organisiert werden;
- Kontakte mit anderen ehrenamtlichen Diensten, etwa den Bürgerberatungsstellen;
- Regelmäßige Besuche von ehrenamtlich Tätigen, die durch Wohlfahrts- und Gesundheitsdienste organisiert werden.

Wie bei den gesetzlich vorgeschriebenen Dienstleistungen hängen das Ausmaß und die Qualität des Kontaktes eines aphasischen Menschen mit dem ehrenamtlichen Sektor weitgehend davon ab, welche Dienste zur Verfügung stehen und welche persönlichen Präferenzen vorliegen. Einige Menschen haben zu dem ehrenamtlichen Sektor gar keinen Kontakt oder noch nicht einmal eine Ahnung, daß ein solcher überhaupt existiert. Andere machen nur wenig Gebrauch von den angebotenen Dienstleistungen. Wieder andere widmen dagegen jede Woche den Gruppentreffen beträchtliche Zeit. Die persönlichen Einstellungen zu solchen Einrichtungen variieren sehr stark. Für einige sind die Unterstützung und der Kontakt zu solchen Organisationen von unschätzbarem Wert, deren Arbeit für sie eine zentrale Bedeutung annimmt. Andere, die sich solchen Gruppen und insbesondere Selbsthilfegruppen anschließen, finden zu ihrer Fähigkeit zurück, an sozialen Interaktionen dynamisch teilzunehmen. Viele sind glücklich, sich in einer Position zu finden, in der ihnen Betreuung, Sympathie und Unterstützung geboten wird.

5.6.1 Welche Aspekte der ehrenamtlichen und karitativen Dienste werden geschätzt?

Aphasische Menschen schätzen bei den ehrenamtlichen und karitativen Dienstleistungen im wesentlichen drei Aspekte. Erstens betonen viele Studienteilnehmer, daß in den Clubs, Gruppen und bei den sonstigen Kontaktmöglichkeiten, die von ehrenamtlichen und karitativen Organisationen unterstützt werden, die Gelegenheit geboten wird, sich mit anderen zu treffen, die in der gleichen Situation sind, Freundschaften zu schließen, Erfahrungen, Informationen und Ratschläge von und mit anderen Menschen auszutauschen, die das gleiche Schicksal erlebt haben. Zweitens unterstreichen viele Darstellungen, daß die Clubs und Gruppen eine sichere Zufluchtsstätte darstellen. Aphasische Menschen fühlen, daß ihre Kommunikationsprobleme hier verstanden und akzeptiert werden. Sie stehen nicht außerhalb und erleben eine wohltuende Ruhepause von ihrem Gefühl der sozialen Ausgrenzung. Viele heben ausdrücklich die positive Wirkung solcher Kontakte auf ihr Selbstbewußtsein hervor. Drittens empfinden viele die karitativen und ehrenamtlichen Organisationen als wertvolle Quelle der oft so dringend benötigten Informationen und Ratschläge.

Ehrenamtliche Dienstleistungen und die Erwartungen aphasischer Menschen lassen sich wir folgt zusammenfassen:
- Informationen über alle Dienste, die zugänglich („aphasiefreundlich") und von Anfang an verfügbar sind.
- Zugängliche örtliche Dienstleistungen.
- Kontakte zu anderen aphasischen Menschen durch ein ehrenamtliches Besuchsprogramm, das möglichst bald nach einem Schlaganfall zur Verfügung stehen sollte.
- Ausbildung und Schulung über die Aphasie, besonders für jene, die diesbezügliche Gesundheitsdienste und soziale Dienstleistungen anbieten.
- Effektive Hilfe und Unterstützung für aphasische Menschen im Umgang mit finanziellen, persönlichen, juristischen und sozialen Problemen.
- Die Möglichkeit, unter verschiedenen Formen von Kontakten auszuwählen, z. B. in sozialen, therapieorientierten und Selbsthilfegruppen.

5.6.2 Welche Probleme werden im Kontakt mit den ehrenamtlichen und karitativen Diensten erlebt?

Wenngleich aphasische Menschen durchaus ihre Wertschätzung zum Ausdruck bringen, weisen sie trotzdem auf drei besondere Ärgernisse bei ihren Erfahrungen mit den Diensten hin, die von ehrenamtlichen und karitativen Gremien geleistet werden. Erstens erhält nicht jeder Betroffene eine Erklärung darüber, was sie eigentlich tun und wie man Zugang zu diesen Diensten erhält. Zweitens werden einige Dienstleistungen in dem Sinne als unzureichend empfunden, daß sie sich nicht um Alltagsprobleme kümmern, auf die aphasische Menschen stoßen, z. B. Schwierigkeiten beim Beantragen von Krankengeld oder beim Zugang zu Sozialhilfedienstleistungen.

„Da ist keiner ... selbst jetzt nicht ... keiner ... keiner ... keiner, der den Leuten aus unserer Gruppe sagt, worauf sie Anrecht haben, um ... wegen dem Geld. Überhaupt keiner. Ich meine ... ich sage Ihnen das alles. — Unsere Leiterin in der Gruppe ... na ja, sie ist eine große Hilfe, aber sie ist nicht die Hilfe, die sie sein sollte. Habe ich ihr gesagt. Ich sagte: 'Sie helfen den Leuten nicht, wenn Sie ihnen nicht sagen, worauf sie ein Anrecht haben. Ich hätte gedacht, sie tun das.' — Sie sollten ihren Job richtig kennen."

Fred

Obwohl die Begegnung mit einem anderen Menschen in der gleichen Situation eine befreiende Erfahrung sein kann, besteht jedoch drittens die Möglichkeit, daß sich jemand in einer Gruppe von Menschen mit der gleichen Behinderung unwohl fühlt. Für einige, insbesondere für Jüngere, ist die Tatsache, in eine Gruppe von Menschen mit Behinderungen eingeordnet zu werden und zu einem Empfänger organisierter Pflege zu werden, ein nicht gerade willkommener Schock. Einige aphasische Menschen bewältigen dieses Problem, indem sie die Rolle des Helfers für andere übernehmen. Allerdings kann der Streß, der durch die Verletzung ihres Selbstbildes verursacht wird, auch dazu führen, daß manche aphasische Menschen an derartigen Treffen einfach nicht mehr teilnehmen oder daß sie diese Treffen aus Mangel an Alternativen tolerieren.

Nachdem **Govi** das Krankenhaus verlassen und die Sprech- und Sprachtherapie beendet hatte, nahm er Kontakt mit dem Schlaganfall-Verband auf. Ein ehrenamtlicher Besucher sollte ihm beim Lesen und Schreiben helfen. Govi benutzte häufig die Karte des Schlaganfall-Verbandes, auf der eine Erklärung der Aphasie steht, besonders am Anfang, als er noch mit seinen Kommunikationsproblemen kämpfte. In den ersten Monaten nach Beendigung der Therapie war Govi hocherfreut, sich einer Dysphasie-Selbsthilfegruppe anschließen zu können. Er schwärmt begeistert von der Gruppenleiterin: *„Sie war ein sehr nettes Mädchen. Ich habe sie sehr geschätzt."* Govi traf sich sehr gerne mit den anderen aphasischen Menschen: *„Sie taten mir so leid. Und ich tat ihnen leid. — Es ist nett, sie alle kennengelernt zu haben. Und in dem Augenblick war es auch nett ... als ich ging. Sie haben mich begrüßt. Und sie ist sehr* *gut. Äh ... viel Programm an einem Tag."* Seine Gefühle haben sich jedoch nach und nach gewandelt: *„Am Anfang. Und jeder, wenn du einen Schlaganfall hast, ist am Anfang sehr nett. — Ich kann mich nicht beschweren. Nein, nein. Nur später dann, wenn du ... äh ... äh ... ich meine, wenn du dann selbständig sein möchtest. Klar? Wenn du deine eigenen Sachen machen willst, meine ich. Dann ist es schlecht. — Wenn du etwas anderes tust, dann wirst du einfach mitgezogen. — Verschiedene Leute. Ich denke, sie wollen alle dorthin gehen. Sie sind damit glücklich. Sie sind dort glücklich. Sie würden jeden Tag hingehen, wenn das möglich wäre. Es tut mir leid, wenn ich sage, ich bin anders, ich möchte selbständig sein."* Govi ging nicht mehr dorthin, obwohl er mit der Organisatorin immer noch Kontakt hat.

Laut ihren Erzählungen haben aphasische Menschen hohe Erwartungen an die ehrenamtlich Tätigen, ebenso wie an die Gesundheits- und Sozialfürsorgedienste. Diese Erwartungen lassen sich in drei Kategorien unterteilen. Zum einen erwarten sie, daß ihre Bedürfnisse anerkannt werden, und daß man sich bemüht, sie auf angemessene Weise zu erfüllen, wenn sie sich in den Wochen, Monaten oder Jahren nach dem Schlaganfall verändern. Zum zweiten wünschen sie, daß all jene, die diese Dienstleistung erbringen, ihre Situation verstehen und darum bemüht sind, ihre Kommunikation zu unterstützen und sie mit dem erforderlichen Respekt zu behandeln. Und schließlich erwarten sie, daß man ihnen alle wichtigen Informationen über die für sie relevanten Themen in der richtigen Form und zum richtigen Zeitpunkt zur Verfügung stellt. Diese Erfordernisse beziehen sich auf alle Dienstleistungen, von der Haushaltshilfe bis zum Allgemeinarzt, von den Sozialdiensten bis zum Facharzt. Und sie betreffen sämtliche Aspekte der jeweiligen Dienstleistung, von der Organisation bis hin zur inneren Einstellung.

Andere Menschen, die ebenfalls unter langfristigen Krankheiten oder Beschwerden leiden, haben vielleicht ähnliche Erwartungen und Erfahrungen mit einigen der in diesem Kapitel beschriebenen Dienstleistungen gemacht. Ihre Sprachstörung stellt jedoch für aphasische Menschen einen ganz spezifischen Nachteil dar. Durch sie wird nämlich eine Kontrolle der um sie herum ablaufenden Ereignisse reduziert. Da sie unfähig sind, sich selbst verständlich zu machen, wird ihre Verletzlichkeit oft auch für jene nicht erkennbar, die für sie Dienstleistungen planen und gewährleisten.

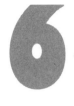

6 "Alles scheint ein Geheimnis zu sein." – Information und Aphasie

Informationen können auf unterschiedliche Art und Weise vermittelt werden. Man kann sie durch das Lesen von Broschüren, Büchern, Werbeanzeigen und Plakaten, über Fernsehen, Radio und Computernetzwerk oder auch durch Gespräche mit Angehörigen bestimmter Berufsgruppen sowie mit Freunden und Kollegen erwerben. Um eine Information, die in einer bestimmten Situation erforderlich ist, ausfindig zu machen, muß man vielleicht eine Telefonnummer oder Adresse notieren, ein Formular ausfüllen, einen Brief schreiben oder einen Anruf tätigen, als Voraussetzung, um eine Dienstleistung oder eine Erklärung zu erhalten. Diese Aktivitäten erfolgen alle mit Hilfe der Sprache. Genau wie andere benötigen auch Menschen mit einer Aphasie Informationen; die Natur ihrer Störung kann jedoch bedeuten, daß der Zugang zu ihnen blockiert ist. Der Prozeß des Herausfindens, Auswählens und Verstehens von Informationen hängt von genau jener Fähigkeit ab, die geschwächt ist. In diesem Kapitel sollen die Informationsbedürfnisse der aphasischen Menschen sowohl unmittelbar nach ihrem Schlaganfall als auch längerfristig erörtert werden. Verschiedene Ansichten über die Bedeutung diesbezüglicher Informationen werden beschrieben. Auf besondere Probleme wird hingewiesen und mögliche Lösungen werden vorgeschlagen.

6.1 "Ich verstehe immer noch nicht, was falsch ist mit mir." – Informationsbedürfnisse aphasischer Menschen

Die Informationsbedürfnisse der an einer Aphasie erkrankten Menschen können sich im Laufe der Zeit ändern. Sorgen über Themen wie Leben und Tod,

z. B. das Überleben oder die Wahrscheinlichkeit eines weiteren Schlaganfalls, sind stets präsent, werden aber weniger intensiv empfunden, wenn die Monate vergehen und sich das Vertrauen nach und nach wieder einstellt. Wenn der aphasische Mensch erst einmal mit den Störungen vertraut ist, die durch den Schlaganfall verursacht worden sind, und sein Alltagsleben sich neu strukturiert hat, scheinen auch die Informationen über das Wesen der Erkrankung und über die Aussichten auf Genesung immer weniger bedeutsam zu werden. Die Aufmerksamkeit konzentriert sich in zunehmendem Maße darauf, alle Unterstützungsmöglichkeiten und Ressourcen herauszufinden, die den Kampf des Lebens mit einer Aphasie vereinfachen.

Was möchten Menschen mit einer Aphasie wissen?

- Unmittelbar nach dem Schlaganfall:
  - die Ursache des Schlaganfalls,
  - die Ausprägung und die Bedeutung der damit einhergehenden Störungen,
  - warum die verschiedenen Störungen auftreten,
  - wie man mit den Störungen umgehen kann,
  - die Auswirkung des Schlaganfalls auf die Sexualfunktion,
  - die Aussichten auf Genesung,
  - die Zeitdauer der Genesung,
  - wie wahrscheinlich ein weiterer Schlaganfall ist und wie man ihn verhindern kann,
  - die Rolle der verschiedenen Berufsgruppen,
  - welche Behandlungen und Therapien zur Verfügung stehen,
  - die Form und die Effektivität der Behandlungen und Therapien,
  - wie lange der Krankenhausaufenthalt voraussichtlich dauern wird,
  - die Wahrscheinlichkeit, die bisherige Arbeit wieder aufnehmen zu können,
  - welche Unterstützung und welche Dienstleistungen zu Hause zur Verfügung stehen,
  - welche Konsequenzen sich für die Arbeitsstelle und die finanziellen Fragen ergeben,
  - an welche Stelle man sich um Rat und Hilfe wenden kann.

- Nach der Rückkehr nach Hause:
  - welche Dienstleistungen, Hilfsmittel und Anpassungsvorrichtungen verfügbar sind und wie man Zugang zu ihnen erhält,
  - welche Therapien und Behandlungen verfügbar sind und wie man Zugang zu ihnen erhält,
  - die voraussichtliche Dauer und die Aussichten der Therapie und Behandlungen,
  - Informationen über den Zweck, die korrekte Einnahme und die Nebenwirkungen einer Medikation,
  - welche Probleme auftreten können, z. B. Müdigkeit oder Anfälle,
  - wie man mit den verschiedenen Störungen umgehen kann,
  - was die aphasische Person und andere für die weitere Genesung tun können,
  - Alternativen zur bisherigen Arbeitsstelle,
  - örtliche Einrichtungen und Ressourcen, die nützlich sein könnten (z. B. zugängliche Verkehrsmittel),

„Alles scheint ein Geheimnis zu sein." – Information und Aphasie

- ☐ Informationen über Krankengeld, Anrechte, Berechtigung und Anspruch auf Unterstützung,
- ☐ wie man die Verfahren verstehen und bewältigen kann, die beim Stellen eines Antrags erforderlich sind,
- ☐ an welche Stelle man sich um Rat und Hilfe wenden kann.

■ Langfristig:
- ☐ welche Dienstleistungen, Ressourcen und Einrichtungen verfügbar sind und wie man Zugang zu ihnen erhält,
- ☐ wie man mit den langfristigen Auswirkungen eines Schlaganfalls umgehen kann, einschließlich aller psychologischen und sozialen Fragen,
- ☐ welche Hilfsmittel es für andere gesundheitsrelevante und psychologische Probleme innerhalb der Familie gibt,
- ☐ Informationen über Krankengeld, Anrechte, Berechtigung und Anspruch auf Unterstützung,
- ☐ wie man die Gesundheit erhalten und kontrollieren und einen weiteren Schlaganfall verhindern kann,
- ☐ an welche Stelle man sich um Rat und Hilfe wenden kann.

6.2 „Je mehr ich darüber weiß, desto besser." – Einstellungen zur Information

Alle oben aufgeführten Informationsbedürfnisse lassen darauf schließen, daß ein gewisser Konsens darüber besteht, was die Betroffenen in verschiedenen Abschnitten ihrer Aphasie wissen möchten. Während die Liste eine große Spannweite an Meinungen widerspiegelt, kann die Einstellung zur Information trotzdem variieren. Für manche ist sie von ganz entscheidender Bedeutung. Informationen zu erhalten, kann ein beruhigendes Gefühl vermitteln, das Gefühl, alles unter Kontrolle zu haben, zu verstehen und zu akzeptieren, was geschehen ist.

Nach ihrem zweiten Schlaganfall konnte **Jean**, die jetzt 68 Jahre alt ist, nicht mehr gehen, ihren rechten Arm nicht mehr benutzen und litt unter einer schwach ausgeprägten Aphasie. Ihr älterer Ehemann litt unter Sehstörungen, und so wurde das Paar in zunehmendem Maße von der Unterstützung durch Sozialdienste abhängig. Von Beginn an erhielten sie nur wenig Informationen, und sie haben das, was sie heute wissen, eher zufällig herausgefunden, aber auch durch Hartnäckigkeit und Vermutungen. Anfangs erhielt Jean überhaupt keine Informationen über ihre Aphasie und bis heute auch kein einziges Wort zu der Frage, wie sie mit dieser speziellen, aber auch den anderen möglichen

Folgen ihres Schlaganfalls zurechtkommen könnte. Sie glaubte deshalb, ihre Störungen seien nur vorübergehender Art: „*Wenn du einen Schlaganfall hast, ändert sich dein Leben vollkommen und du weißt gar nichts mehr. Ich denke, das sollte einem erklärt werden.* — *Alles scheint ein Geheimnis zu sein.* — *Ich dachte, es dauert sicherlich nicht so lange.* — *Wenn es dir im Krankenhaus gut geht, bevor du heimkommst ... wenn dann jemand käme und es erklären würde* — *welche Hilfe zur Verfügung steht ... ich hatte doch noch nie etwas mit Sozialarbeitern zu tun. Sie sollten wissen, wie es jemandem geht, der aus dem Krankenhaus zu ihnen kommt.* — *Ich bin doch diejenige, die das am besten wissen sollte. Wenn sie mir sagen, was alles schlecht ist und wie ich kämpfen muß, dann werde ich es versuchen. Und dann ... werd ich nicht nervös.*" Jeans begrenzte Mobilität und ihre Probleme mit der Kommunikation haben dazu geführt, daß ihr Mann die Aufgabe übernehmen mußte, alle erforderlichen Informationen zusammenzusuchen. Dabei fand er das Bürgerberatungsamt sehr hilfreich. Das meiste über den Schlaganfall und die damit zusammenhängenden Fragen, wie z. B. Behindertenaufkleber für das Auto (wenn jemand noch fahren kann), Steuervergünstigungen und spezielle Ressourcen, hat er jedoch bei zufälligen Unterhaltungen und Begegnungen erfahren: „*Wenn er in die Kneipe geht und dann erzählt ihm ein Mann: 'Oh, bei meiner Frau ist das so und so.' So kriegt man das mit.*"

Viele Menschen teilen Jeans Wunsch, über die Folgen ihres Schlaganfalls möglichst ausführlich informiert zu werden und auch darüber, welche Hilfen für sie zur Verfügung stehen. Dieser Wunsch kann jedoch nicht bei jedem als selbstverständlich vorausgesetzt werden. Manche Menschen sind hinsichtlich des Erfragens von Informationen ambivalent eingestellt. Dafür gibt es unterschiedliche Gründe. Jemand kann sehr mißtrauisch werden, wenn Fremde über seine privaten Angelegenheiten Bescheid wissen. Andere befürchten vielleicht, daß der Prozeß des Erkundens und Fragens nach Informationen aufdringlich wirken könnte, und wieder andere haben das Gefühl, um ein Almosen zu betteln. Manche schrecken völlig vor den medizinischen Informationen zurück, weil sie die schlimmsten Befürchtungen über ihren Zustand bestätigen und ihnen ein Wissen vermitteln könnten, das sie viel lieber gar nicht haben möchten. Möglicherweise hegen sie auch sehr gemischte Gefühle bei der Frage nach den sie betreffenden Informationen, weil sie in großer Angst und Bestürzung befürchten, daß das, was ihnen mitgeteilt wird, all ihre Hoffnungen auf eine Genesung untergraben könnte. Der jeweils erforderliche Umfang und die Art und Weise der Information müssen sensibel auf die Bedürfnisse und Gefühle jedes einzelnen Menschen abgestimmt werden.

„Alles scheint ein Geheimnis zu sein." – Information und Aphasie

Roger versteht immer noch nicht, warum er solche Schwierigkeiten mit der Kommunikation hat, und fragt sich, ob er sich vielleicht während seines Peru-Urlaubs von einem Bettler im Zug etwas eingefangen hat: *„Wenn ich an diesen humpelnden Typ denke. Frage mich, ob der nicht krank war. Vielleicht hab ich mir von dem was eingefangen."* Viele Jahre nach seinem Schlaganfall hegt er immer noch die Hoffnung auf eine vollständige Genesung. Wenn er seinen Hausarzt besucht, versucht er jedesmal, ihn zu befragen, aber dann überfällt ihn die Angst, daß die Antwort ihn vielleicht ängstigen oder aufregen könnte: *„Das Gehirn. Besser? Gut? Ist in Ordnung, jetzt in Ordnung, wissen Sie. Ist jetzt okay. Beruhige dich. Beruhige dich. Also beruhige dich doch. Aber der Arzt untersucht mich und macht wirklich Angst."* Roger würde gerne Fragen über die Medikamente, die er einnehmen muß, und über die plötzlichen Zitteranfälle stellen, die er manchmal schon erlebt hat, aber er hat Mühe, solche Dinge bei seinen Treffen mit dem Arzt anzusprechen: *„Ich kann Sachen nicht erinnern."* Wenn jedoch über die Möglichkeit gesprochen wird, verständliche Informationen über den Schlaganfall zu erhalten, vielleicht in Form eines Videofilms, dann äußert er sich auf ambivalente Weise. Er möchte eigentlich nichts über diese Krankheit hören, die nicht geheilt werden kann, weil ihn dies zwingen würde, sich mit der Situation abzufinden, in der er sich befindet: *„Sieh ... das Video ... hör doch zu. Ich ... wirklich deprimiert. Das ist das Problem. — Depressiv, sehen Sie. Es ist komisch, wirklich. Es ist, wissen Sie, wie zumachen. — Nein. Und jetzt. Lustig. Äh ... Radio. Und sprechen im Radio. Äh ... Heilen ... Dinge heilen. Dinge erklären. Kann nicht hören. Schrecklich. Kann nicht. Kann nicht hören. Wissen Sie. Stört mich. Regt mich auf."*

6.3 *„Ins eine Ohr rein, zum andern wieder raus"* – Das Problem, Informationen zu behalten

Menschen mit einer Aphasie beschreiben vier Hauptschwierigkeiten beim Erwerb von Informationen. Erstens sind sich manche unsicher, welche Informationen für sie tatsächlich von Belang sind und wo sie sie erfragen sollen. Zweitens erhalten sie nicht immer die richtigen oder die entsprechend qualifizierten Informationen, die sie benötigen. Drittens ist die Form, in der die Informationen vermittelt werden, den Bedürfnissen eines Menschen mit Sprachschwierigkeiten oft schlecht angepaßt. Und schließlich können die zeitlichen Faktoren einer Information problematisch sein.

6.3.1 Wissen, welche Informationen erforderlich sind und woher man sie erhält

Jeans Erfahrung, daß man um die erforderlichen Informationen kämpfen muß, wird von vielen anderen Betroffenen geteilt. Eine Aphasie ist äußerlich nicht erkennbar, und dies könnte dazu führen, daß jene, deren Aufgabe darin besteht, Informationen zu vermitteln, sie vielleicht überhaupt nicht erkennen oder nicht verstehen, daß sie die Fähigkeit eines Menschen einschränken kann, Fragen zu stellen und sich selbst um entsprechende Auskünfte zu bemühen, sei es am Telefon oder durch einen Brief. Die Tatsache, daß ein aphasischer Mensch vielleicht eine Anfrage nicht in Gang bringen oder hartnäckig verfolgen kann, kann als mangelndes Interesse oder nicht vorhandenes Bedürfnis mißverstanden werden. Viele aphasische Menschen beschreiben, daß sie mit dem Ausfindigmachen von Informationen über ihren Zustand, über die Bewältigungsmöglichkeiten und die verfügbaren Unterstützungen und Ressourcen oft alleine gelassen wurden.

Susan ist sich immer noch unsicher über die Ursache ihres Schlaganfalls und auf welche Weise dieser zu ihren körperlichen Einschränkungen und Kommunikationsstörungen beitragen konnte. Sie fragt sich, ob ein Grund für die mangelhafte Information vielleicht darin liegt, daß sie genau an Weihnachten ins Krankenhaus eingeliefert wurde: *„Sie beschäftigten sich mit Weihnachten und solche Sachen. — Warum ... was ist passiert? Ich weiß es nicht. Das ist es. Ich weiß es nicht. — Gerinnsel im Gehirn? Ich weiß es nicht."* Bei ihrer Entlassung aus dem Krankenhaus benötigte Susan Informationen über mögliche Nachsorgetherapien, über das Krankengeld, auf das sie eventuell Anrecht hätte, wie sie einen weiteren Schlaganfall verhindern könnte und ob sie eine Unterstützung für ihre neue Brille beantragen könnte oder nicht. Ihr wurde darüber nichts mitgeteilt, und sie hatte folglich auch keine Ahnung, ob sie möglicherweise Anrecht auf bestimmte Dienstleistungen und finanzielle Unterstützung habe. Ein Grund dafür könnte ihrer Meinung nach darin liegen, daß sie einen so hilfreichen Mann hat: *„Ich weiß wirklich, mein Mann ist immer hier, also tun sie nichts. — Wenn es zwei Personen sind, okay. Wenn es einer ist, darfst du nicht, das ist es. Weil ... nichts ... überhaupt nichts. Nur das Krankenhaus ... zum Krankenhaus dann wieder zurück und nur die Sprachtherapie, das ist es. Aber ich habe aufgepaßt und ich weiß nicht. Ich weiß es nicht. — Kein Dienst und so. — Informationen über die Gesundheit. Informationen über Geldprobleme. Informationen über ... Rechte. Wie die Brille."* Susan ist sich all der Schwierigkeiten bewußt, die sie beim Lesen von Informationen, bei Anfragen am Telefon und beim Ausfüllen von Formularen hätte, doch sie ist überzeugt, sie hätte sie überwinden können. Sie hat das

„Alles scheint ein Geheimnis zu sein." – Information und Aphasie

Gefühl, in ihrem Kampf alleine gelassen worden zu sein. Auch 9 Jahre nach ihrem Schlaganfall weiß sie immer noch nicht, welche legalen Ansprüche sie hat und wie man das herausfinden kann: *„Einfach ärgerlich. Ärgerlich, das ist nicht richtig. Manchmal werde ich wütend, weil das nicht richtig ist."*

Susans Sichtweise, daß sie vielleicht aus dem Grund alleine gelassen werden, weil ihre Familie sie unterstützt, wird von vielen geteilt. Oft übernehmen Verwandte und Freunde die Verantwortung, herauszufinden, was geschehen ist, welche Aussichten bestehen und welche Hilfsmittel zur Verfügung stehen. Einige gehen ganz in dieser Aufgabe auf und meistern es, relevante Informationen aufzuspüren und zu erhalten. Selbst nichtaphasische Menschen haben manchmal Schwierigkeiten, für sie wichtige Informationen zu erhalten. Wieviel Mühe sie sich auch geben, empfinden es Verwandte und Freunde oft nicht einfacher als die aphasische Person selbst, solche Informationen zu beschaffen und entsprechend zu nutzen. Sehprobleme, Krankheit, Zeitmangel, begrenzte Fähigkeiten beim Lesen und Schreiben oder Mangel an Selbstvertrauen und entsprechender Erfahrung sind Faktoren, die selbst äußerst besorgte Familienangehörige erheblich behindern können.

Susans Erzählung verdeutlicht die Tatsache, daß viele aphasische Menschen sich der Existenz potentieller Dienstleistungen und Ressourcen oder der Tatsache einfach nicht bewußt sind, daß sie ein Anrecht darauf hätten. Sie wissen nicht, was sie eigentlich wissen müßten.

„Die Sache ist, ich weiß nicht, worauf ich ein Anrecht habe. — Wenn man nicht weiß, wo man anfangen soll, kommt man nie irgendwohin. — Ich weiß nicht. Und es macht mir richtig Angst."

Vincent

Viele aphasische Menschen sammeln sich Bruchstücke von Informationen aus vielen verschiedenen Quellen zusammen. Dies kann ganz zufällig geschehen, höchst widersprüchlich sein und von der zufälligen Begegnung mit Menschen, die ähnliche Probleme haben, aber bereits Zugang zu einigen Diensten erhalten haben, bis zu dem Zufall reichen, auf das Plakat einer karitativen Organisation zu stoßen, das sie in die richtige Richtung lenkt. Zu den Informationsquellen, die aphasische Menschen nutzen, gehören:
- Erkundigungen, die Verwandte und Freunde anstellen,
- Erfahrungen und Ratschläge von anderen, die mündlich weitergegeben werden,
- persönliche Erfahrungen und Kenntnisse,
- Veröffentlichungen karitativer Organisationen,

- Plakate und Broschüren in Krankenhäusern, Postämtern und Büchereien,
- Bücher,
- Dienstleistungsanbieter.

6.3.2 Inhalt und Qualität einer Information

Manchmal können Informationen unzureichend oder falsch sein. Eine Unzulänglichkeit kann sich in zweierlei Hinsicht äußern. Erstens können jene, die die Informationen geben, sich der intensiven Sorgen und Ängste der aphasischen Menschen nicht bewußt sein und sie demzufolge nicht entsprechend ernstnehmen. Und zweitens wird vielleicht nur ein allgemeines Informationsgerüst vermittelt, weil es für jemanden mit einer Aphasie in vielen Fällen schwierig ist, einer Aussage zu folgen, detaillierte Fragen zu stellen und deutlich zu sagen, daß mehr Informationen erforderlich sind.

Falsche Informationen können mindestens genauso problematisch sein. Einige haben die Erfahrung gemacht, Informationen erhalten zu haben, die schlichtweg falsch waren. Andere erinnern sich an Vorhersagen zu ihrer Genesung, die offensichtlich nicht richtig waren, da sie entweder zu düstere Zukunftsaussichten oder die unbegründete Hoffnung auf eine vollständige Genesung vermittelt haben. Dafür gibt es mehrere Erklärungen. Erstens müssen Informationen für aphasische Menschen klar, konkret und definitiv formuliert werden. Es kann diesen Menschen jedoch schwerfallen, unverbindliche oder komplexe Aussagen zu verstehen, obwohl sie oft nötig sind, wenn z. B. das langfristige Ergebnis eines Schlaganfalls noch völlig unvorhersehbar ist. Vielleicht mußten viele der Teilnehmer an dieser Studie, als sie sich daran erinnerten, wie ihnen seinerzeit mitgeteilt wurde, sie würden wieder völlig gesund werden oder sie würden definitiv nie wieder sprechen könnten, all die Unstimmigkeiten herausfiltern, die in den Aussagen der damaligen Informanten enthalten waren. Eine andere Möglichkeit besteht darin, daß der Informationsgeber selbst das Ergebnis als zu schmerzhaft betrachtet und sich scheut, offen darüber zu reden.

Sharon erinnert sich daran, daß der Arzt ihr nach ihrem Schlaganfall mitgeteilt hatte, sie würde schnell und vollständig genesen und bald wieder wie früher gehen und reden können. Sie ist heute etwas unsicher, ob sie das gehört hatte, weil sie es so hören wollte, oder weil das wirkliche Ergebnis für das Ärzteteam zu entmutigend war: *"Ja, entschieden okay ... fein. Äh ... der Arzt sagte ... oh ja ... äh ... der Arzt, ist gut und wieder normal werden oder ... mir geht's gut. Vielleicht. — Vielleicht war ich es auch. Ich weiß nicht ... in meinem Kopf. Ja, natürlich ... raus und in zwei Wochen oder in einer Wo-*

„Alles scheint ein Geheimnis zu sein." – Information und Aphasie

che. Raus und fit und gut. — Vielleicht, ich weiß nicht, vielleicht sagt der Patient: 'Okay, ein Schlaganfall, wie lange oder ...?' Aber vielleicht sehen die Ärzte und Schwestern, es wird lange dauern. Der Patient sagt nein, der Arzt sagt vielleicht lange Zeit ... vielleicht ... äh ... Schwindler und Lügner ... der Arzt sagt zum Patienten: 'Ja, langsam wird das wieder.' — Ich weiß nicht. Darüber nachdenken ist sehr traurig und ... eine lange Zeit. Vielleicht aber schwindeln, auch kürzer."

Viele andere Themen, die aphasische Menschen bedrücken, sind ebenfalls komplex und oft nicht leicht zu erklären oder einfach und verständlich auszudrücken. Beispielsweise bedeutet die Komplexität des Krankengeldsystems und die Schnelligkeit, mit der die entsprechenden Bestimmungen geändert werden, daß begründete Anrechte und diesbezügliche Bedingungen, die konstant erscheinen, in Wirklichkeit in einem ständigen Fluß begriffen sind. Solche Veränderungen und Bedingungen können nicht so ohne weiteres klar und definitiv vermittelt werden, ohne daß man eine überfordernde Anzahl von Details erläutern müßte.

6.3.3 Die Art und Weise der Informationsvermittlung

Alfs Erfahrung verdeutlicht die speziellen Erfordernisse eines aphasischen Menschen bezüglich der Methode, in der man ihm Informationen am besten vermittelt. Seiner Meinung nach benötigen die verschiedenen aphasischen Menschen Informationen in ganz individueller Weise, je nach ihren Fähigkeiten und Bedürfnissen. Er selbst erhält Informationen gerne mündlich, braucht aber eine schriftliche Kopie, um nachlesen zu können, was gesagt wurde. Für ihn ist es erforderlich, daß die Informationen langsam erläutert werden, und sie müssen wiederholt werden. Er verweist darauf, daß Menschen mit Schwierigkeiten beim Schreiben und Lesen eigentlich Kontakt zu jemanden aufnehmen müßten, der bereit ist, ganz langsam über die ihnen zustehenden Wahlmöglichkeiten zu sprechen. Alfs Darstellung verdeutlicht die allgemein geäußerten Ängste und Sorgen.

Alfs negative Erfahrungen im Krankenhaus wurden noch durch die Tatsache verstärkt, daß er keinerlei Informationen erhalten hatte, die ihm geholfen hätten, zu verstehen, was mit ihm geschehen war: *„Ich glaubte zuerst, sie versuchen, mich in ein Irrenhaus zu stecken. Das dachte ich zuerst. — Ich kannte diesen Ort nicht. Ich dachte, das sei der Ort, an dem man stirbt. Ich wußte auch nicht, was ein Rehabilitationsplatz ist. Ich fuhr mit dem Rollstuhl durch die Tür und kämpfte gleichzeitig mit meiner linken Hand. Da bringst du mich nicht mehr rein. Und gleichzeitig dachte ich, die stecken mich hier* *rein, weil sie mich aufgegeben haben."* Nach seiner Rückkehr nach Hause kämpfte Alf darum, Informationen über seine Erkrankung und über die örtlichen Ressourcen und verfügbaren Hilfen zu erhalten. Ihm und seiner Frau wurde mitgeteilt, daß er kein Anrecht auf finanzielle Unterstützung habe: *„Ihr wurde gesagt, sie solle still sein, weil ich nicht mehr auf der Höhe war."* Alf versuchte, einen Informationsdienst für Unterstützungen anzurufen, erkannte aber, daß der Mann, mit dem er sprach, offensichtlich noch nie mit einem aphasischen Menschen telefoniert hatte. Alf stritt sich schließlich mit ihm über die Notwendigkeit, langsam zu sprechen. Er war sehr nervös, als er im Bürgerberatungsbüro um Hilfe bitten wollte, weil er wußte, es würde für sein Sprachvermögen nicht einfach werden: *„Ich gehe an der Bürgerberatungsstelle in der St. Peter-Straße vorbei. Sie hatten ein Büro dort. 'Warum gehe ich daran vorbei? Oh, ich sollte reinlaufen und sie fragen. Oh, ich kann das nicht.' Und ich konnte mich nicht überwinden, einfach zu fragen. — Es ist schrecklich, wenn du dich nicht zwingen kannst, solche Dinge in Angriff zu nehmen. — Ich mußte es versuchen und schrieb etwas auf ein Papier, so daß ich sie fragen konnte, was ich wissen wollte, weil ich mich nie daran erinnert hätte, was ich eigentlich wollte ..."* Schließlich nahm Alf all seinen Mut zusammen und ging in das Bürgeramt, wo sie herausfanden, daß er bisher nicht die ganze finanzielle Unterstützung erhalten hatte, auf die er eigentlich ein Anrecht hätte. Seine Tochter übernahm die weiteren Formalitäten. Einige Zeit später stieß Alf durch das Schmökern in alten Büchern, die in einer Bibliothek verkauft wurden, selbst auf ein Kapitel über die Behindertenrechte und nutzte dies als einen Leitfaden, für sich selbst und auch, um anderen mit Rat und Tat zur Seite zu stehen. Alf ist sich inzwischen überdeutlich der Probleme bewußt, auf die Menschen mit einer Aphasie stoßen können, und er ist der Meinung, daß jene, deren Aufgabe in der Vermittlung von Informationen besteht, über bestehende Bedürfnisse ausgebildet werden müßten: *„Warum muß ich fragen? Warum wird es mir nicht gesagt? — Du kannst nicht immer fragen. Vielleicht kannst du nicht so gut sprechen, also hängst du in der Luft. Wenn irgend jemand dir sagt, auf was du ein Anrecht hast, geht das bei einer Person, die dysphasisch ist, ins eine Ohr rein, zum andern wieder raus. Da bleibt nichts hängen. — Wenn du nicht lesen oder schreiben kannst, mußt du jemanden fragen und ihn bitten, es ganz langsam zu tun."* Alf fand den Mangel an genauen, relevanten und verständlichen Informationen so schrecklich, daß er sogar an Selbstmord dachte: *„Komm, gib auf und nimm eine Überdosis."*

"Alles scheint ein Geheimnis zu sein." – Information und Aphasie

6.3.4 Die zeitlichen Faktoren der Information

Die letzte häufig bestehende Schwierigkeit bezieht sich auf den Zeitpunkt, zu dem die Information vermittelt wird. In den frühen Phasen kann die Aphasie einen Menschen vor ein doppeltes Dilemma stellen: Er versucht verzweifelt zu erfahren, was geschehen ist und was noch auf ihn zukommen kann, und ist doch nicht in der Lage, entsprechende Fragen zu stellen oder aufzunehmen, was gesagt wird. Zahlreiche Menschen erinnern sich daran, daß sie manche Informationen zu einem Zeitpunkt erhalten haben, als sie sie nicht aufnehmen und nicht verstehen konnten. Selbst wenn ihnen also tatsächlich Informationen gegeben wurden, können sie sich möglicherweise nicht daran erinnern. Menschen, die unter einer Aphasie leiden, benötigen Informationen zu jedem Zeitpunkt, kurz-, mittel- und langfristig.

"Ich hätte eine Menge mehr Informationen gebraucht. — Ich hätte fragen sollen, doch ich konnte nicht. Es hätte vielleicht geholfen, aber ich habe es nicht verstanden."

Christopher

"Zwei Jahre Informationen, ich denke nicht. Aber zwei Jahre Informationen behalten."

Colin

6.4 *"Mit einer Aphasie kannst du gerupft werden."* – Aus der Informationsfalle herauskommen

Menschen, die unter einer Aphasie leiden, erleben immer wieder besondere Probleme damit, genau jene Informationen zu erhalten, die sie benötigen, sei es in der richtigen Form oder zum richtigen Zeitpunkt. Wenn sie über ihre Erfahrungen reflektieren, können sie viele verschiedene Möglichkeiten vorschlagen, wie die jeweiligen Probleme gelöst werden könnten. Die Lösungsvorschläge umfassen einen großen Themenbereich, zu dem die Organisation und die Schulung innerhalb der verschiedenen Dienstleistungen gehören, aber auch detaillierte Vorschläge zu der Frage, wie die Komplexität der Interaktionen vereinfacht werden kann. So werden Information für Menschen mit einer Aphasie zugänglich:

- Wissen, an welche Stelle man sich wenden kann;
- Verbesserung von Inhalt und zeitlicher Abstimmung der Informationen, um eine Anpassung an die individuellen Bedürfnisse zu erreichen;

- regelmäßige Überprüfung der aktuellen Informationsbedürfnisse;
- Unterstützung der Kommunikation und Verbesserung der Verständlichkeit von Mitteilungen.

6.4.1 Wissen, an welche Stelle man sich wenden kann

Das Problem von Menschen mit einer Aphasie, die oft nicht wissen, welche Information sie eigentlich benötigen und von wem sie sie erhalten können, kann auf vielfältige Weise angegangen werden. Im allgemeinen sollten die Informationen so vermittelt werden, daß der aphasische Mensch nicht selbst die Initiative ergreifen muß. Dies setzt natürlich ein entsprechendes Verständnis und die Akzeptanz der Einschränkungen voraus, die infolge der Aphasie aufgetreten sind.

„Die Leute bekommen keine. Weil sie nicht wissen, an wen sie sich wenden sollen. — Jeder in unserer Position sollte einen Sozialarbeiter haben, der zu ihm kommt."

Madge

Das Problem, daß die meisten aphasischen Menschen durch offensichtlich zufällige Begegnungen und mittels einer eher willkürlichen Kombination von Quellen informiert werden, könnte gelöst werden, indem man jemanden bestimmt, der in den ersten Tagen nach einem Schlaganfall den Kontakt zu ihnen aufnimmt und in den folgenden Jahren in regelmäßigen Abständen wiederholt und von sich aus Informationen zur Verfügung stellt, die für die jeweils veränderten Bedürfnisse und Sorgen relevant sind. Einige wenige Menschen berichten über die beruhigenden Auswirkungen des Umstandes, einen Menschen zu kennen, der zu ihnen Kontakt hält und als ihr Fürsprecher fungiert, selbst noch mehrere Jahre nach ihrem Schlaganfall. Ein solches Vorgehen würde dem häufig geäußerten Bedürfnis nach einem integrierten Informationsdienst entgegenkommen. Es ist jenen Informationen vorzuziehen, die nur bruchstückhaft von diversen Einrichtungen und Quellen bei den Betroffenen ankommen. Aphasische Menschen vertreten außerdem die Meinung, daß die bürokratischen Modalitäten der Anträge vereinheitlicht und rationalisiert werden sollten, z. B. könnte ein Grundformular mit separaten Abschnitten für die unterschiedlichen Beihilfen kombiniert werden.

„Viele Formulare ... lange. Vor langer Zeit viele Formulare über verschiedene Sachen, und vielleicht ein Formular mit einem allgemeinen Zuschuß und ... für die Transportmöglichkeiten."

Sharon

„Alles scheint ein Geheimnis zu sein." – Information und Aphasie

6.4.2 Inhalt und zeitliche Abstimmung einer Information

Die aphasischen Teilnehmer dieser Studie betonen den Umstand, daß sie unterschiedliche Informationen über immer wieder neue Themen benötigen, wenn die Zeit voranschreitet und sich die Umstände ändern. Das anfängliche Bedürfnis nach medizinischen Informationen wird meistens einen Bedarf an Informationen über Dienstleistungen und Zuschüsse nach sich ziehen. Auf der anderen Seite möchte der aphasische Mensch vielleicht Jahre nach dem Ereignis wissen, was ein Schlaganfall ist, warum er aufgetreten ist und wodurch die Schwierigkeiten bei der Kommunikation verursacht werden. Solche Bedürfnisse für verschiedene Arten von Informationen sind eigentümlich und nicht vorhersehbar. Die Verschiedenartigkeit kann jedoch wirklich einheitliche Dienstleistungen verhindern, wie sie von den zuständigen Berufsgruppen mit unterschiedlichem professionellen Hintergrund angeboten werden.

Offensichtlich wird ein Informationsdienst benötigt, der über die bestehenden Berufsgrenzen hinausreicht, der für medizinische, soziale, fürsorgerelevante und andere Belange verantwortlich ist und auf den der aphasische Mensch zum geeigneten Zeitpunkt zugreifen kann. Immerhin haben einige Menschen Zugang zu lokalen Gesundheitszentren in ihrer Gemeinde, die das Potential haben, einen solchen vereinheitlichten und individualisierten Dienst anzubieten, andere vertreten demgegenüber die Meinung, daß solch weitreichende Informationsbedürfnisse durch ehrenamtliche und karitative Organisationen erfüllt werden sollten. Der Schlaganfall-Verband hat ein Netzwerk von Schlaganfall-Informationszentren in Großbritannien entwickelt, um diesen Bedürfnissen möglichst weitgehend gerecht werden zu können. Zum Zeitpunkt der Interviews mit den Teilnehmern unserer Studie kannte jedoch keiner von ihnen einen solchen Dienst oder machte davon Gebrauch. Welche Agentur auch immer Informationsdienste anbietet, es herrscht eine breite Übereinstimmung dahingehend, daß sie von sich aus die individuellen Bedürfnisse des aphasischen Menschen im Verlauf der Zeit ansprechen sollte. Das Personal sollte ein spezielles Training erhalten, um eine bestmögliche Kommunikation zu ermöglichen und zu unterstützen.

6.4.3 Regelmäßige Überprüfung der Informationsbedürfnisse

Viele aphasische Menschen verweisen darauf, daß sie die gleichen Informationen in der Phase nach ihrem Schlaganfall häufig mehrmals benötigen. Annie beispielsweise hat erheblich davon profitiert, mehrmals einer Standarderklärung über die Aphasie durch einen Sprech- und Sprachtherapeuten zuzuhören, die dieser den jeweils neuen Teilnehmern vortrug, die sich der Therapiegruppe angeschlossen hatten. Sie schätzte die Aufmerksamkeit, mit der solche Informationsaktionen in die Sitzungen integriert wurden. Andere wünschten sich, daß relevante Informationen nicht nur einfach wiederholt werden sollten, sondern daß auch berücksichtigt werden müßte, welche Informationen der einzelne aphasische Mensch speziell für sich benötigt. Sie deuten auf das Bedürfnis nach einer systematischen Vorgehensweise hin, die die Registrierung der unterschiedlichen Bedürfnisse und die sich im Laufe der Zeit einstellenden Änderungen beinhaltet, vielleicht mit Hilfe von Fragebögen oder Interviews, die regelmäßig erfolgen sollten. Auch hier wird die kontinuierliche Beteiligung von Personal vorausgesetzt, das für die Unterstützung der Kommunikation geschult ist.

6.4.4 Verständlichkeit einer Mitteilung

Aphasische Menschen schlagen verschiedene Möglichkeiten vor, wie ihr Zugang zu Informationen verbessert werden könnte, je nach ihren speziellen Bedürfnissen und Fähigkeiten. Die divergente Natur der Aphasie bedeutet, daß bei jedem Menschen ganz individuelle Erfordernisse vorliegen, die von jenen überprüft werden müssen, die für die Vermittlung von Informationen verantwortlich sind. Ihr eine schriftliche Notiz über eine geführte Unterhaltung auszuhändigen, kann für eine aphasische Person hilfreich, für eine andere jedoch nur von geringer Bedeutung sein. Für den einen kann es eine große Hilfe sein, wenn schriftliche Informationen zusätzlich laut vorgelesen werden, für einen anderen bedeutet es demgegenüber großen Streß, wenn zuviel auf einmal geschieht etc. Die im folgenden Kasten aufgeführten Vorstellungen sollten deshalb nicht als für die Interaktion mit allen aphasischen Menschen universell anwendbar betrachtet werden.

Unterstützung der Kommunikation und Verbesserung der Verständlichkeit einer Mitteilung

- Ruhig, freundlich, respektvoll und ermutigend vorgehen.
- Den aphasischen Menschen nicht antreiben, ganz gleich, wie beschäftigt man ist.
- Sich vergewissern, daß der aphasische Mensch den Zweck einer Unterhaltung versteht.
- Den aphasischen Menschen bitten, sich zu äußern, was er als hilfreich empfindet und was nicht.
- Den aphasischen Menschen direkt ansprechen, dabei Augenkontakt halten und die Körpersprache beobachten.
- Langsam sprechen.
- Regelmäßig überprüfen, ob der aphasische Mensch versteht, was gesagt wird und um was es geht.

„Alles scheint ein Geheimnis zu sein." – Information und Aphasie

- Eine einfache Sprache verwenden und Jargon vermeiden.
- Informationen bei Bedarf wiederholen.
- Bedarfsweise einen Dolmetscher konsultieren und sicherstellen, daß schriftliche und mündliche Informationen in einer verständlichen Sprache vermittelt werden.
- Notizen über Schlüsselpunkte der Unterhaltung und die Formulierung eines entsprechenden Berichts machen.
- Schlüsselpunkte auf Arbeitsblättern fixieren und unterstreichen.
- Bedarfsweise Erklärungen und Fragen in Form von Diagrammen oder Zeichnungen verdeutlichen; hierfür stets Papier und Stift zur Hand haben und auf deutliches Schreiben achten.
- Analoge Vergleiche verwenden (z. B. Vergleich des Blutflusses im Gehirn mit einem Straßennetzwerk, das an einem Punkt blockiert ist und den fließenden Verkehr zwingt, sich einen neuen Weg zu suchen).
- Kassettenaufnahme der geführten Unterhaltungen, auf die der Betroffene später zurückgreifen kann.
- Fragen auf verständliche Weise stellen, bei Bedarf Zeichnungen, Notizen und Schlüsselbegriffe verwenden.
- Arbeitsblätter und Formulare im Tempo des aphasischen Menschen bearbeiten.
- Sich vergewissern, daß alle schriftlichen Informationen klar dargestellt und in einfachen Schlüsselbegriffen formuliert sind.
- Den aphasischen Menschen ermutigen, sämtliche Kommunikationsmittel einschließlich Zeichnungen und Notizen zu nutzen und auf Schlüsselbegriffe oder Bilder verweisen.

Diese Kernpunkte bieten einige Grundregeln, wie man Informationen für Menschen mit einer Aphasie in einem zwischenmenschlichen Austausch verständlicher machen kann. Obwohl heutzutage zahlreiche Informationen verfügbar sind, erfüllen sie selten die Bedingung einer einfachen und klaren Aussage. Während sich auf der einen Seite viele aphasische Menschen des Potentials an video- und computergestützten Informationssystemen durchaus bewußt sind, die verschiedene Themen in unterschiedlicher Komplexität abdecken und interaktiv genutzt werden können, ist andererseits doch klar, daß die Vermittlung von schriftlichen Informationen nicht in angemessener Weise entwickelt werden kann, bevor nicht die textuellen Hindernisse aus dem Weg geräumt sind, die sich aphasischen Menschen stellen. Jene, die dazu am besten qualifiziert wären, werden durch die Art ihrer Behinderung eingeschränkt.

Darüber hinaus sind sich aphasische Menschen sehr wohl bewußt, daß ihre Anforderungen bezüglich Form, Natur und Inhalt der Informationen einen großen finanziellen Aufwand bedeuten. Solche Bedürfnisse zu erfüllen, erfordert ein langfristiges Engagement, eine gründliche Ausbildung von Personal und die Sicherstellung einer kontinuierlichen, den individuellen Bedürfnissen angepaßten Unterstützung. Manche verweisen darauf, daß die Zugänglichkeit von Informationen häufig wenig Berücksichtigung findet.

„Die Sache ist, es wird alles in so viele Worte gepackt, damit sich keiner mehr beschweren kann."

Christopher

Erfahrungen beim Versuch, sich Informationen zu verschaffen, können so viel Wut, Frustration und Leiden bei den aphasischen Menschen verursachen, wie ihre körperliche und sprachliche Behinderung selbst. Es ist möglich, sich durch den Mangel an relevanten und verständlichen Informationen noch behinderter zu fühlen als durch den Verlust der Beweglichkeit oder der Schwierigkeit, sich verständlich zu artikulieren.

Die Bemühungen, Informationen zu erhalten, erweisen sich für **Ravi**, der vor seinem Schlaganfall einen Herzinfarkt hatte, auch weiterhin als überaus belastend. Jahre nach diesem Ereignis ist er sich immer noch unsicher darüber, was eigentlich mit ihm geschehen ist, welche Aussichten für ihn bestehen, welchen Zweck seine Medikation verfolgt und ob die damalige Operation seiner blockierten Arterien zu dem Schlaganfall geführt hat: *„Ich weiß nicht genau, was passiert ist."* Eine ganze Reihe von Faktoren fördert diese Schwierigkeit. Sein Facharzt, den er seit 2 Jahren nicht mehr konsultiert hat, und sein Hausarzt waren sich über die korrekte Dosierung seiner Medikamente uneinig, so daß er widersprüchliche Anweisungen erhielt, die für ihn sehr verwirrend waren. Er empfindet die Vereinbarung eines Termins mit der Sprechstundenhilfe seines Chirurgen als regelrechtes Martyrium: *„Als ich heute morgen telefoniert habe, wollte ich den Arzt sprechen ... dringend ... jetzt ... 'Wie können Sie das erwarten?'"* Als er endlich einen Termin erhält, gewährt ihm der Arzt nur wenig Zeit zum Sprechen. Dies ärgert Ravi und macht ihn wütend, was dazu führt, daß er noch schlechter kommunizieren kann: *„Er hat sich noch nicht einmal Zeit für mich genommen. — Schnell, schnell, schnell. — Ich bin frustriert und frage mich innerlich, was soll ich denn jetzt machen? — Dann brauche ich zwei oder drei Tage, bis ich mich wieder beruhigt habe."* Ravis Probleme mit der Kommunikation behindern erheblich seine Fähigkeit, Informationen über für ihn nützliche Dienstleistungen und Ressourcen herauszufinden. Er scheut sich, zu telefonieren, um einen Ausweis zum Busfahren zu erhalten, weil er seine Aphasie den Menschen am anderen Ende der Leitung nicht erklären kann. Er ist überfordert mit der Komplexität und Länge der Informationen, mit den Formularen beim Beantragen von Krankengeld, und er muß sich ganz auf seine Frau verlassen, die selbst nur schlecht lesen und schreiben kann: *„Meine Frau ist nicht sehr gebildet, wissen Sie. Wenn man die Bildung sieht, bedeutet das Komplikationen mit all den Formularen und Dingen wie diese. Also muß man jemanden haben wie meinen Sohn oder meine Tochter."* Ravi erinnern die scheinbar ständigen Änderungen des

Krankengeldsystems an seine Erfahrungen unter Amins Regime, die ihn gezwungen hatten, aus Uganda zu fliehen: *"Alles ist im Streit gegen ... Streit überall. — Manchmal haben wir das Gefühl, als ob ... Ich komme aus Uganda, wissen Sie, also die Zeit, als dieser Mann da war. — Die, die Sache ist, was dort passiert ist, passiert auch heute. Weil alles ... Mach das Fernsehen an und es gibt eine neue Regelung, wieder was verändert. Man bekommt nicht das Krankengeld. Jede Sekunde ändert sich was. — Du bekommst Krankengeld, aber du mußt ein Formular ausfüllen, so viele Formulare, daß man sich fragt, ob es nicht besser ist, nicht zu stören."*

7 „Die innere Arbeit bewältigen" – Die Bedeutung der Aphasie

Eine Aphasie ist schwierig zu verstehen, sowohl für jene, die darunter leiden, als auch für die anderen, die dieses Problem von außen betrachten. Sie ist nicht sichtbar oder spürbar, kann verschiedene Formen annehmen, ist nicht berechenbar und beeinträchtigt zahlreiche Prozesse, über die man nur selten bewußt nachdenkt, etwa Wörter in der richtigen Reihenfolge zusammenzufügen oder zu verstehen, was andere sagen. Die Aphasie nimmt jedoch nachhaltig Einfluß auf praktisch jeden Aspekt des Lebens, und somit muß man mit ihr umzugehen lernen. Aphasische Menschen bemühen sich darum, ihre Aphasie zu verstehen, zu erklären und letztendlich dauerhaft damit zurechtzukommen. Dieses Kapitel wird die verschiedenen Möglichkeiten untersuchen, wie aphasische Menschen über ihre Sprachstörung berichten und wie sie darüber denken. Es beleuchtet die Optionen, ihre Aphasie sowohl sich selbst als auch anderen zu erklären, und beschreibt darüber hinaus die unterschiedlichen Strategien, die sie verfolgen, um ihr Leben mit der Aphasie zu erleichtern.

7.1 „Wenn ich spreche, kommen die Wörter durcheinander." – Beschreibungen der Aphasie

Ärzte und Therapeuten versuchen, ihren Patienten die besonderen Aspekte der Aphasie zu erklären. Sie bemühen sich dabei, die Informationen über die Ursache und das Wesen der Störung zu vermitteln, und sind um die Bestimmung all jener speziellen Anzeichen und Symptome bestrebt, die klinische Bedeutung haben. Es scheint jedoch, daß aphasische Menschen diese Symptome

nicht immer in der gleichen Weise wahrnehmen wie die Gesundheitsfachleute. Bestimmte Aspekte, die ein Betroffener als wichtig und relevant erachtet, entsprechen vielleicht nicht denen, die für einen Kliniker von Belang sind. Bei ihrer eigenen Darstellung der Aphasie konzentrieren sich die Betroffenen auf verschiedene Aspekte, und zwar auf:
- den Beginn der Aphasie,
- die Ursachen und die physische Natur der Aphasie,
- emotionale Reaktionen auf die Aphasie,
- Gefühle in Verbindung mit der Aphasie,
- den Zusammenbruch der Sprache.

Einige Aspekte der Aphasie, wie ihr Beginn oder die Ausprägung und Intensität der Emotionen, die sie auslösen kann, werden oft in so ausführlichen und lebhaften Details beschrieben, daß sie auch für jemanden, der nicht daran erkrankt ist, relativ einfach nachzuvollziehen sind. Andere Faktoren werden demgegenüber stockender und zögerlicher beschrieben, was dafür sprechen könnte, daß sie offenbar schwieriger zu verstehen und in Worte zu fassen sind.

7.1.1 Emotionale Reaktionen auf die Aphasie

Viele aphasische Menschen können detailliert über die emotionalen Auswirkungen ihrer Erkrankung und über die Veränderungen seit ihrem Beginn bis zum gegenwärtigen Zeitpunkt sprechen. Sich bewußt zu werden, daß die Kommunikation ein Kampf ist, daß die Menschen nicht verstehen, was gesprochen wird, oder daß geschriebene Texte keinen Sinn mehr ergeben, sind gerade zu Beginn der Krankheit beängstigende und verwirrende Erfahrungen. Anfänglich scheint die Aphasie ein Durcheinander an widersprüchlichen Emotionen auszulösen, dazu gehören auch Belustigung, Zorn und Verzweiflung, die schwierig unter Kontrolle zu bekommen und nicht leicht zu vergessen sind. Über den Schock der ersten Tage nachzudenken und zu sprechen, kann die intensiven und erschreckenden Erinnerungen immer wieder wachrufen.

Die Konsequenzen einer Aphasie offenbaren sich nur langsam. Jahre nach dem Beginn der Störung, wenn sich die Betroffenen endgültig über die Auswirkungen klar werden, beschreiben sie immer noch, starken Emotionen ausgeliefert zu sein.

Für **Stephen** war der Beginn seiner Aphasie ein schwerer Schicksalsschlag. Es bedeutete, daß er seine Arbeit aufgeben mußte, die er so liebte. Er verlor den Kontakt zu seinen Freunden und Kollegen und war in zunehmenden Maße auf seine Frau und Familie angewiesen. Acht Jahre nach seinem Schlaganfall kämpft Stephen noch immer mit Gefühlen der Furcht und Panik, wenn er aus-

„Die innere Arbeit bewältigen" – Die Bedeutung der Aphasie

geht: *„Verflixt ängstlich — über einfach alles."* Er berührt seine Brust, um zu demonstrieren, wie sein Herz schlägt, wenn er Menschen trifft, und sagt: *„Ich meine, es ist ... äh ... nicht die Hö ... Hölle, aber es ist ... äh ... wie bumm, bumm, bumm, bumm, bumm."* Für Stephen ist Gesellschaft wichtig. Allerdings ist es für ihn aufgrund seiner Aphasie schwierig, Kontakte zu knüpfen, weil dies über seine verfügbaren Ressourcen hinausgeht. Inzwischen hat er sich einer Gruppe von aphasischen Menschen angeschlossen, die ihm Unterstützung und sozialen Kontakt bietet, aber trotzdem belastet ihn nach wie vor das Gefühl, daß seinen Beziehungen zu anderen gerade wegen seiner Aphasie die Tiefe fehlt: *„Alle Beziehungen fehlen ... um die Ecke."* Sobald er alleine ist, überfallen ihn Gefühle von Depression und Wertlosigkeit, die anderen Menschen meist nicht offenbar werden: *„Ich liebe arbeiten. Ich liebe arbeiten ... und es ist nicht gut. — Vor acht Jahren am Telefon, bla bla bla, den ganzen Tag für mich. Das ist jetzt aus. — Es ist ein Loch. — Meine Sprache bringt keinen Ton heraus. Unglaublich, ist so schrecklich. — Alle Jubeljahre ist es wie ein Schrei. — Drinnen sitzen ist ein bißchen langweilig ... langweilig, deshalb möchte ich nach draußen. Für mich ist immer lächeln und glücklich, aber innen wie ... wie vielleicht drinnen sein und Tee trinken und weil ich nicht denken kann, es macht mich verrückt, daran denken. Drinnen, einfach ich selbst, hinsetzen und ist nichts."*

Im Verlauf der Zeit verblassen die intensiven Emotionen, die durch den Schock der Aphasie aufgewühlt wurden, langsam zu klarer definierten Strukturen. Zu den am häufigsten beschriebenen Gefühlen gehören Frustration, Wut und Scham. Diese können durch eine Vielzahl unterschiedlichster Situationen ausgelöst werden, z. B. den Kampf, nach dem Preis einer Busfahrkarte zu fragen, den Versuch, einen Witz zu erzählen oder durch eine zufällige Begegnung mit Nachbarn beim Einkaufen. Für den Umgang mit diesen Emotionen entwickeln die Betroffenen ein ganzes Spektrum von Verhaltensweisen. Einige aphasische Menschen isolieren sich immer mehr und geben ihre Bemühungen um Interaktionen mit der sie umgebenden Welt auf. Manche schränken ihr soziales Umfeld ein und haben nur noch zu Familienangehörigen und vielleicht noch zu einem kleinen Freundeskreis Kontakt, wo sie sich sicher sind, verstanden zu werden. Andere kanalisieren ihre starken Gefühle in ein energisches, manchmal regelrecht feindseliges Verhalten anderen gegenüber. Die verschiedenen Möglichkeiten des Umgangs mit Emotionen können wiederum zu ganz unterschiedlichen Ergebnissen führen, etwa zu Depressionen oder einem Gefühl zunehmenden Selbstvertrauens, wenn Kontakte erhalten und entwickelt werden können, aber auch zu Resignation über die Art und Weise, wie sich die Realität darstellt. Jeder einzelne verfolgt seinen eigenen Weg durch die komplexen Schichten von Gefühlen, Reaktionen und Strategien, was zu ganz verschiedenen Folgewirkungen führen kann. Wenn ein Mensch gleich zu Beginn der Erkrankung depressiv wird, was als biochemische Folge der Hirnverletzung auftreten kann, dann wird dies ganz bestimmt die Art und Weise beeinflussen, in der er mit seiner Aphasie umgeht, und höchstwahrscheinlich auch die Anzahl der verfügbaren Strategien begrenzen.

Obwohl die emotionalen Reaktionen auf die Aphasie im Verlauf der Zeit stabiler und vorhersehbarer werden können, sollten deswegen aber nicht die Schwingungen der Gefühle, die noch Jahre nach dem Schlaganfall auftreten können, oder die Intensität des Leidens, das manche erleben, übersehen werden. Die in dieser Studie aufgeführten Darstellungen beweisen, daß die Belastungen durch den Verlust der Kommunikationsfähigkeit für einige Menschen so schwerwiegend sind, daß sie sogar an Selbstmord denken.

7.1.2 Ursachen und physische Natur der Aphasie

Einige Menschen reflektieren über ihre Aphasie und beschreiben recht detailliert deren physische Ursachen und Erscheinungsformen, vielleicht weil diese Aspekte für sie konkreter und leichter verständlich zu sein scheinen. Die meisten Menschen sehen als Quelle des Problems das Gehirn an, doch einige wenige erklären die Aphasie auch als eine Form der Laryngitis oder als Muskelschwäche. Jenen, die ihre Störungen in Zusammenhang mit der Gehirnfunktion bringen, fällt der Umgang mit diesem Aspekt verständlicherweise schwer. Sie beschränken sich im allgemeinen auf recht allgemeine Aussagen und belassen es dabei. Einige wenige führen ihre Erklärungen jedoch weiter aus und heben hervor, verstanden zu haben, daß das Gehirn offensichtlich die Kontrolle über jene Körperteile verloren hat, die zum Sprechen und Schreiben benötigt werden.

Erklärung der Aphasie in physischer Hinsicht

■ Als eine Form von Laryngitis oder Muskelschwäche:

„Ich merke, es ist in meinem Hals."

Harold

„Es hat meine Stimme weggenommen."

Jean

„Die innere Arbeit bewältigen" – Die Bedeutung der Aphasie

Auf die Frage, was eine Aphasie ist, berührt **Jack** die rechte Gesichtshälfte.

- Als Folge eines Ereignisses im Gehirn:

„Hat etwas mit dem Gehirn zu tun."

Janet

„Ist ein körperliches Problem, und zwar im Kopf."

Edward

„Ein Blutgerinnsel ist ins Gehirn gekommen; das ist es, was die Sprache betrifft."

Fred

- Als Störung der Verbindung zwischen Gehirn und den Funktionen des Sprechens und Schreibens:

„In meinem Gehirn schwirrt es nur noch herum ... und meine Lippen machen etwas ganz anderes."

Stephen

„Ich kriege es nicht hin, daß das Gehirn und die Hände zusammenarbeiten."

Geoffrey

„Das Gehirn denkt. Er kriegt die Worte nicht raus, aber er denkt."

Alf

7.1.3 Gefühle in Verbindung mit der Aphasie

Mit Hilfe von Bildern, die auf ihre Weise Empfindungen der Leere und Isolation ausdrücken, versuchen aphasische Menschen das Gefühl zu vermitteln, das sie im Zusammenhang mit der Aphasie erleben.

Bilder zur Beschreibung der Gefühle bei einer Aphasie

„Das ist alles nicht mehr da und ich bring es nicht raus. Es ist, als wäre es ein schwarzes Loch. — Wie das Öffnen einer Türe und dahinter ist nichts. Aber das ist die einzige Möglichkeit, wie ich es beschreiben kann. Es ist, als wäre mein Gehirn ein Kuchen, und ein Stück davon ist rausgeschnitten."

Betty

„Mein Gehirn ist im Urlaub."

Mike

„Ich bin blockiert."

Susan

„Eine fest geschlossene Rose und ein bißchen verwelkt."

Rose

„Was mich betrifft, habe ich gesprochen und die Dinge erklärt. Aber die Leute sind wie Statuen und schauen ins Leere. Das ist ein lustiges Gefühl, wenn man spricht ... ich weiß nicht, wie das klingt, aber die Worte und all das klingt im Kopf ... Ich habe den Eindruck, wie die ersten Wochen, daß ich ein Loch im Kopf hatte und ich sehen konnte, wie die Worte da reinfallen. Es ist einfach sehr komisch."

Les

Solche Bilder vermitteln eindrücklich die vielen beunruhigenden Empfindungen, die als Folge der Aphasie entstehen. Sie stehen in deutlichem Kontrast zu den knappen Beschreibungen der physischen Aspekte einer Aphasie, auch zu denen, die die Tatsache ansprechen, daß es sich um einen Zusammenbruch der Sprache handelt.

7.1.4 Aphasie als Zusammenbruch der Sprache

Die meisten Betroffenen scheinen sich ungeheuer anstrengen zu müssen, wenn sie die Probleme mit ihrer Sprache beschreiben. Einige konzentrieren sich auf ganz spezifische Funktionen oder Komponenten der Sprache, die wohl deshalb ausgewählt werden, weil gerade sie nicht richtig funktionieren. Andere versuchen, zu definieren, was mit ihrer Sprache geschehen ist, indem sie all jene Funktionen aufzählen, die nicht betroffen sind. Diese Beschreibungen sind meistens kurz und sachlich. Sie stehen in deutlichem Gegensatz zu der reichen Sprache und Vorstellungskraft, die manche Menschen einsetzen, um die Emotionen und Empfindungen infolge ihrer Aphasie zu vermitteln.

Beschreibungen der Aphasie als Zusammenbruch der Sprache

- Isolierte Komponenten der Sprache, die nicht funktionieren:

„Ich kann mir die Namen der Leute nicht merken."

Betty

„Die innere Arbeit bewältigen" – Die Bedeutung der Aphasie

„Ich kann nicht lesen. Ich kann nicht schreiben. Ich kann nicht buchstabieren."
Mike

„Ich habe das Gefühl, daß ich nicht richtig sprechen kann."
Gladys

„Ich weiß die richtigen Wörter, aber die falschen Wörter kommen raus."
Rose

„Ich kann viele der langen, komplizierten Wörter nicht sagen."
Geoffrey

- Definition der Aphasie durch Hervorhebung der Funktionen, die nicht betroffen sind:

„In meinem Kopf ist alles okay. Sprechen ist blöd."
Sharon

„Kein Problem mit der mentalen Einstellung."
Douglas

7.1.5 Benutzung der Worte „Sprache" und „Aphasie"

Erstaunlicherweise tauchen bei all den verschiedenen Darstellungen der aphasischen Menschen über die Aphasie zwei Wörter selten auf. Mit sehr wenigen Ausnahmen verwenden die Betroffenen die Worte „Sprache" und „Aphasie" fast nie. Über die Sprache nachzudenken, scheint kein natürlicher Prozeß zu sein. Während jeder normalen Unterhaltung widmen die Gesprächsteilnehmer ihre Aufmerksamkeit dem, was gesagt wird, der Mitteilung, die übermittelt werden soll, oder auch der Art, wie etwas gesagt wird. Man denkt jedoch selten bewußt über das System nach, das eine solche Unterhaltung ermöglicht, und beachtet genauso wenig die einzelnen Komponenten und die daran beteiligten Prozesse: die Auswahl, welcher Aspekt eines Ereignisses vermittelt werden soll, das Finden der richtigen Wörter, die Strukturierung der Wörter in der richtigen Reihenfolge, die Produktion von Sprechlauten und gleichzeitige Überwachung und Aufmerksamkeit für das, was von den anderen gesagt wird. Tatsächlich unterteilen nur sehr wenige Menschen einen Sprachvorgang in diese Komponenten. Sie werden nur dann bewußt wahrgenommen, wenn man eine Sprache erlernt oder beim Sprechen etwas Auffälliges geschieht, wenn etwa ein Wort seltsam betont wird, die Struktur eines Satzes sonderbar klingt, jemand den Inhalt eines Gedankengangs nicht präzise formulieren kann oder damit kämpft, ein bestimmtes Wort zu finden.

Weil die Aphasie dazu führt, daß bestimmte Prozesse falsch ablaufen, zwingt sie die Betroffenen dazu, sich auf die einzelnen Bausteine, die Schrauben und Muttern der Sprache zu konzentrieren. Die Menschen werden mit einer ganzen Reihe von Funktionen konfrontiert, die sie nicht mehr bewältigen können: Worte finden, grammatikalisch richtige Sätze bilden, buchstabieren, lesen, sprechen. Isolierte Funktionen treten nun in den Vordergrund, werden jedoch nicht miteinander verknüpft und nicht als Teil des Zusammenbruchs eines Gesamtsystems verstanden — was der Begriff Aphasie eigentlich bedeutet. Viele aphasische Menschen haben diesen Begriff schon einmal gehört, geben jedoch unumwunden zu, keine Ahnung zu haben, was damit gemeint ist. Andere sind sich bewußt, daß sie unter einer Aphasie leiden, und daß es wichtig, aber schwierig ist, diese zu definieren.

Einige Definitionen der Aphasie

„Ist ein Mensch, der seine linke nicht von der rechten Seite unterscheiden kann, der eine Operation oder einen Schlaganfall hatte ... und das wird Aphasie genannt."

Alf

„Aphasie ist keine Sprache oder Unterhaltung."

Robert

„Aphasie? Sie meinen Schlaganfall?"

Tom

„Aphasie ist etwas Seltsames."

Lionel

„Natürlich, ich habe ein Problem mit der ... phasi."

Edward

„Alles, was ich weiß, ist, daß ich nicht weiß, was eine Aphasie ist."

Philip

Dieses Thema wird noch durch eine Reihe anderer Faktoren kompliziert. Aphasie ist ein unüblich klingendes Wort, das nicht für jedermann leicht auszusprechen ist. Der Gedanke, es anwenden oder anderen erklären zu sollen, kann beunruhigend sein. Die Tatsache, daß die Worte Aphasie und Dyspha-

„Die innere Arbeit bewältigen" – Die Bedeutung der Aphasie

sie gleichbedeutend benutzt werden, trägt zu einer gewissen Verwirrung um diese Begriffe bei. Besonders schwerwiegend ist jedoch, daß genau jenen Menschen, die darum kämpfen, einen neuen Begriff aufzunehmen und zu erlernen, dies aufgrund der Natur ihrer Störung so sehr erschwert wird.

Gründe, warum der Begriff Aphasie so selten benutzt wird, sind:

- Er bezieht sich auf ein Konzept des allgemeinen Sprachsystems, das den meisten nicht vertraut ist.
- Die komponentenhafte Natur der Aphasie lenkt die Aufmerksamkeit auf isolierte Funktionen: *„Es ist sprechen können und aussprechen und das andere habe ich vergessen."*
- Ein schwieriges Wort, sowohl beim Aussprechen als auch beim Erklären: *„Immer: 'Aphasie? Was ist das?'"*
- Aphasie und Dysphasie werden synonym benutzt, was die Verwirrung noch steigert: *„Ich denke, Dysphasie ist der Begriff, aber Aphasie nicht."*
- Eine Aphasie ist nicht immer leicht zu erkennen und kann sich von Mensch zu Mensch unterscheiden.
- Die Aphasie erschwert es, ein unbekanntes Wort aufzunehmen und zu benutzen: *„Ich brauche sehr lange, bis ich mich an neue Wörter gewöhne."*

7.2 *„Ken soll es machen."* – Praktische Strategien aphasischer Menschen

Obwohl der Begriff der Aphasie vielleicht nur schwer zu begreifen und auszudrücken ist, können trotzdem viele verschiedene Wege und praktische Strategien entwickelt werden, die das Leben mit einer Aphasie erleichtern. Aphasische Menschen nutzen hauptsächlich die drei folgenden praktischen Strategien, um ihr Leben zu vereinfachen:

- die Anwendung von Hilfsmitteln und Vorrichtungen wie Rechtschreibprogrammen und Anrufbeantwortern,
- die Bitte um Unterstützung durch andere Menschen, z. B. die Bitte an einen Freund, an seiner Stelle mit dem Bankchef zu sprechen, und
- die Veränderung bestimmter Bedingungen für die eigene Kommunikation, z. B. Vermeiden einer lauten Umgebung, Bereitstellen von mehr Zeit zum Lesen, Anfertigung einer Liste, auf der alle Punkte stehen, die man bei einem Anruf ansprechen möchte.

Nicht alle diese Strategien sind für jeden einzelnen nützlich. Jeder sollte die Systeme festlegen, die bei ihm am besten funktionieren.

Solche Strategien sind jedoch nur hilfreich, um ganz grundlegende Aspekte der Kommunikation zu unterstützen — das Geben und Erhalten von Informationen. Sie sind nur sehr bedingt nützlich, wenn der aphasische Mensch komplexere Vorstellungen vermitteln oder verstehen oder subtilere Aspekte der Sprache genießen möchte, z. B. Witze und Wortspiele mit Freunden. Andere Strategien, die dem aphasischen Menschen einen besseren Zugang zur Kommunikation erlauben, sind schwieriger zu erkennen. Ein ganz wesentlicher Grund hierfür besteht in der Notwendigkeit, daß andere ihre Art zu sprechen ändern müssen. Ein aphasischer Mensch kann vielleicht an einer Konversation nur teilnehmen, wenn bestimmte Voraussetzungen erfüllt werden. Eine solche Unterhaltung müßte womöglich einfach nur langsamer erfolgen und durch häufige Pausen unterbrochen werden. Man könnte die Aussagen und Schlußfolgerungen regelmäßig zusammenfassen und mit dem aphasischen Geschprächspartner überprüfen. Die Tatsache, daß bei jedem aphasischen Menschen andere Bedürfnisse bestehen, erschwert zusätzlich eine angemessene Kommunikation. Sie verstärkt auch die Notwendigkeit für den nichtaphasischen Menschen mit dem aphasischen Gesprächspartner gemeinsam zu prüfen, welche Aspekte hilfreich sind und welche nicht. Keine Regel ist in diesem speziellen Bereich allgemeingültig. Wenn der aphasische Mensch befragt wird und man den Verlauf der Unterhaltung immer wieder überprüft, dann läßt sich sehr wahrscheinlich auch vermeiden, daß sich der nichtaphasische Partner in einer herablassenden oder anderweitig ungeeigneten Weise verhält.

Sowie man praktische Strategien entwickeln kann, um die Kommunikation zu vereinfachen, können aphasische Menschen auch Möglichkeiten entdecken, wie sie auftretende Gefühle von Traurigkeit, Streß, Bitterkeit oder andere unerfreuliche Emotionen lindern können, die sie möglicherweise empfinden. Zu diesem Zweck besinnen sie sich gewöhnlich auf jene Bewältigungsstrategien, die sie schon Jahre vor Beginn ihrer Aphasie genutzt haben, wenn sie mit traurigen und problematischen Gefühlen umgehen mußten. Methoden, die von einer Person erfolgreich eingesetzt werden, sind bei einer anderen allerdings nicht unbedingt hilfreich.

Sich besser fühlen — Möglichkeiten der Linderung von traurigen oder schwierigen Gedanken und Emotionen sind:

- Sich mit anderen vergleichen: *„Einigen geht es noch schlechter als mir."*
- Erfahrungen mit anderen teilen: *„Wir sitzen alle im gleichen Boot."*

„Die innere Arbeit bewältigen" – Die Bedeutung der Aphasie

- Humor: *„Wir haben viel gelacht ... lachen ... darüber lachen."*
- Resignation: *„Ich habe mich damit abgefunden, was ich jetzt bin."*
- Spiritualität, Gebet und Meditation: *„Sprechen und Ruhe und Beten — ich habe etwas anderes gefunden als Sprechen und Verstehen."*
- Bilanz des bisherigen Fortschritts: *„Ich bin fast wieder auf hundert Prozent."*
- Gespräch mit Freunden: *„Wenn ich mit ihnen spreche, laß ich alles raus ... den ganzen Dampf."*
- Berücksichtigung der Schädigung: *„Ich bin sehr glücklich, überhaupt noch zu leben."*

7.3 Was bedeutet Bewältigung der Aphasie?

Die praktischen Möglichkeiten, mit deren Hilfe sich der aphasische Mensch sein Leben erleichtert, stellen nur einen Aspekt der Bewältigung (coping) einer solchen Störung dar. Doch zu lernen, mit einer plötzlich auftretenden, langfristigen Krankheit wie einer Aphasie fertig zu werden, ist nicht nur eine einfache Frage der Entwicklung von Strategien oder des Entdeckens von Wegen, wie man sich besser fühlt. Es handelt sich dabei um einen bedeutsamen und komplexen Prozeß, der nicht vollständig erklärbar ist und in dem sich der Betreffende bemüht, einer vollständig veränderten Situation einen neuen, persönlich akzeptierten Sinn zu verleihen. In diesem eher allgemeinen Sinn entspricht die Bewältigung dem Versuch einer Erklärung, was geschehen ist und was weiter geschehen wird. Dies ist ein Prozeß, in dessen Verlauf der aphasische Mensch zu verstehen lernt, wie sein Leben vorher war, in welcher Weise und warum es sich verändert hat, was seine Genesung unterstützt oder beeinträchtigt und wie sich sein weiteres Leben entwickeln könnte.

Der Begriff Bewältigung hat im allgemeinen einen positiven Unterton, kann jedoch auch irreführend sein. Es geht nicht nur darum, die Sonnenseite des Lebens zu sehen oder die positiven Aspekte einer neuen Situation zu entdecken. Natürlich können einige Menschen mit ihrer Aphasie umgehen, indem sie ein neues Leben in Angriff nehmen, andere dagegen erschöpfen sich möglicherweise darin, immer wieder ihre Verluste aufzuzählen und zu bedauern, wütend auf die erhaltene Therapie oder Behandlung zu reagieren oder zu versuchen, die Hindernisse, mit denen sie konfrontiert sind, zu demontieren. So werden die Betroffenen die notwendige Bewältigung auf ganz unterschiedliche Weise angehen und dabei verschiedene Darstellungen ihrer Aphasie vermitteln. Eine wesentliche Voraussetzung für die Bewältigung besteht darin, daß der aphasische Mensch aktiv zu verstehen gibt, was er von den Geschehnissen verstanden hat. Dies ist in gewisser Weise konstruktiv, wenn auch nicht unbedingt positiv.

Zum Zeitpunkt ihres Schlaganfalls, den sie im Alter von 26 Jahren erlitten hatte, war **Emma** verheiratet und bekleidete eine anspruchsvolle Stellung in einer Versicherungsagentur. Ihr Leben hat sich seitdem vollständig verändert. Sie unterzog sich jahrelanger und intensiver privater Behandlung und einer äußerst gründlichen und anstrengenden Rehabilitation, wobei sie von Freunden und Verwandten unterstützt wurde. Diese dauerte bis vor kurzem an. Ihre Ehe ist gescheitert, sie konnte ihre Arbeit nicht wieder aufnehmen und lebt jetzt in der Nähe ihrer Eltern. Nachdem sie den Kontakt zu vielen ihrer alten Freunde verloren hat, beginnt Emma jetzt, sich einen neuen sozialen Kreis aufzubauen, der auf der Unterstützung von Freunden ihrer Eltern und Nachbarn beruht. Sie hat wieder angefangen, einige alte Schulfreunde zu treffen, die ebenfalls das Trauma einer Scheidung erlebt haben. Acht Jahre nach ihrem Schlaganfall wird sich Emma nun langsam der drastischen Veränderung ihrer Situation, der Zukunftsaussichten und der Besonderheiten bewußt, die für sie ein Teil ihres Charakters waren: *„Ich würde gerne wieder arbeiten gehen, aber ich werde das nicht mehr können. Mein Professor denkt, ich bin nicht mehr in der Lage, mein eigenes Geld zu verdienen ... ich war immer so schnell in meinem Job und auch im Sprechen ... ich bin jetzt kein Schnellredner mehr wie früher."* Emma versucht, vielleicht wegen der Intensität ihrer körperlichen und sprachlichen Rehabilitation, ihren Körper und ihre Sprache als eine Art Maschine zu betrachten, die versagt hat. Diese wieder zu reparieren, sah sie als Aufgabe der Gesundheitsfachleute und Experten an. Sie selbst versteht sich nicht als aktive Teilnehmerin in diesem Prozeß. Vielmehr läßt sie andere für sich arbeiten und sich von ihnen betreuen: *„Mein Vater hat das in Ordnung gebracht, weil ich damals nichts verstanden habe, und ich war in einer schrecklichen Situation ... meine Mama und mein Papa haben mich da durchgezogen ... Du arbeitest, damit die Familie nicht dauernd mit dir meckert. Die Leute haben an mir gearbeitet ... sie kamen und machten samstags Übungen mit mir."* Jetzt sind die Therapien beendet worden, und Emma hat begonnen, sich mit der Vorstellung abzufinden, daß weitere Fortschritte nur noch sehr klein sein werden; es ist für sie schwer erträglich, das Gefühl der Hoffnung aufzugeben, das die Behandlungen stets begleitet hatte: *„Ich ging von einem Tag in den nächsten und habe gedacht, es wird sich weiter bessern ... ich sollte positiver über die Dinge denken. Ich muß doch weiter leben. Ich bin jetzt manchmal ein wenig deprimiert, aber ich sollte nicht darüber nachdenken."* Emmas Darstellung macht deutlich, daß sie auch weiterhin ihren Verlust bedauert und auf Besserung durch die Rehabilitation hofft. Sie beginnt erst jetzt zu erkennen, daß ihre Schwierigkeiten mit der Kommunikation wahrscheinlich bestehen bleiben werden und ist deswegen natürlich sehr betrübt. Sie hat keine klare Vorstellung darüber, was eine Aphasie ist. Aufgrund der Vitalität ihres früheren Lebens, des Schocks der vielen einschneidenden Veränderungen und der äußerst strapaziösen Erfahrung der Rehabilitation beginnt sie erst jetzt, langfristiger zu denken und Vorstellungen über ihr zukünftiges Leben zu entwickeln. Dies ist ein einsamer und schwieriger Prozeß, teilweise auch deshalb, weil sie sich nicht sicher ist, welche Kompetenzen, Eigenschaften und Fähigkeiten sie noch besitzt. Ihre verschiedenen Therapien haben derartige Aspekte niemals in die Behandlung einbezogen, so daß sie diese Fragen nun für sich selbst beantworten muß. Sie hatte zuvor noch niemanden kennengelernt, der ebenfalls unter einer Aphasie litt, und kann somit nicht definieren, was mit ihr im Vergleich zu den Erfahrungen anderer Betroffener geschehen ist.

Emmas Darstellung zeigt, wie komplex und langfristig ein Bewältigungsprozeß sein kann. Eine Möglichkeit, diesen komplexen Prozeß aufzuschlüsseln, besteht darin, ein Modell von den Ereignissen zu konstruieren, beruhend auf den Erzählungen des jeweils Betroffenen. Abbildung 7-1 zeigt, daß der Bewältigungsprozeß in sich geschlossen und kontinuierlich ist und welche für die verschiedenen Phasen und Komponenten erforderlichen Interaktionen er umfaßt.

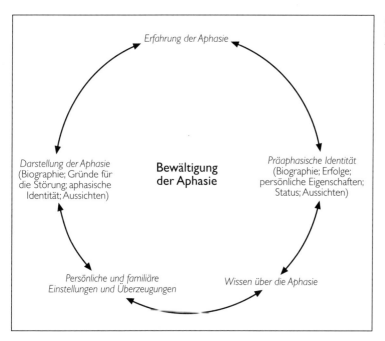

Abb. 7-1
Modell der Bewältigung einer Aphasie

7.3.1 Die Auswirkungen der Aphasie auf die Identität

Bevor jemand an einer Aphasie erkrankt, ist er im allgemeinen damit beschäftigt, durch Erfolge, Fehler, Hoffnungen und Ambitionen einen eigenen Weg durchs Leben zu finden. Man ist nicht nur darum bemüht, die Gegenwart zu bewältigen, sondern schaut auch zurück in die Vergangenheit und nach vorn in die Zukunft, zieht Bilanz und schmiedet Pläne. Dieser kontinuierlich fortlaufende Prozeß entspricht der Biographie und persönlichen Geschichte eines jeden Menschen. Die Erfahrung der Aphasie unterbricht den Lebensverlauf der erkrankten Person unvermittelt. Dabei kommt es in vielen Lebensbereichen zu Veränderungen, sei es bei der Arbeit, in der Ausbildung, in Beziehungen oder in der Haushaltsorganisation, und selbst bei persönlichen Eigenschaften, wie etwa Klugheit und die Fähigkeit zu müheloser Konversation, die normalerweise als grundlegende und unveränderliche Merkmale gelten. All diese Merkmale bilden die Identität des einzelnen Menschen oder die Vorstellung vom eigenen Ich. Sie tragen auch zu einem gewissen Statusgefühl und zur Einordnung der eigenen Person in Relation zu anderen bei. Wenn jemand solche, durch die Aphasie ausgelöste Veränderungen erfährt, wird sein Identitäts- und Statusgefühl zerbrechlich und verletzlich. Menschen, die eine Aphasie entwickelt haben, verlieren vorübergehend ihre Orientierung. Ihre Vergangenheit wird unhaltbar und ihre Zukunft unsicher.

7.3.2 Stützen auf das Wissen über die Aphasie, auf Einstellungen und Überzeugungen

Der aphasische Mensch beginnt, die Veränderungen zu bewältigen, indem er nach Erklärungen dafür sucht, was geschehen ist, welches Problem vorliegt und welche Zukunftsaussichten bestehen. Jedes Wissen basiert auf persönlichen und familiären Einstellungen und Überzeugungen bezüglich Krankheiten und Genesung. Beispielsweise kann jemand fest davon überzeugt sein, daß ein belastendes Ereignis den Schlaganfall verursacht hat, daß man sich die Krankheit von jemand anderem eingefangen hat oder daß sie die Strafe für ein leichtsinniges Leben ist. Zahlreiche Faktoren können für eine Genesung als Grundbedingungen angesehen werden: persönliche Entschlossenheit und hartnäckige Anstrengungen, Zugang zu ausreichender Therapie oder der richtigen Form von Therapie, das Verstreichen von Zeit oder die Wirksamkeit von Heilmitteln. Unterschiedliche Überzeugungen über Ursache, Natur und angemessene Behandlung der Aphasie können zu Konflikten zwischen den Familienangehörigen führen. Manchmal können auch die Überzeugungen eines aphasischen Menschen mit denen der medizinischen oder therapeutischen Berufe kollidieren. Beispielsweise wird die weitverbreitete Überzeugung, daß

„Die innere Arbeit bewältigen" – Die Bedeutung der Aphasie

bedeutende Genesungsfortschritte auch noch Jahre nach Beginn einer Aphasie erzielt werden können, oft mit skeptischen Reaktionen von seiten der Therapeuten und Ärzte quittiert.

7.3.3 Konstruieren der Darstellung einer Aphasie

Auf der Grundlage seiner Erfahrungen, Kenntnisse und Überzeugungen beginnt der aphasische Mensch, sich eine Darstellung des Geschehens zu konstruieren. Dazu gehören die Biographie oder die persönliche Geschichte vor dem Schlaganfall, die Natur und die Gründe der eingetretenen Veränderungen und die Art und Weise, wie die Genesung gefördert oder verhindert worden ist. In Einklang mit ihren Darstellungen der Ereignisse beginnen einige Menschen, für sich selbst eine neue Identität zu verwirklichen. Diese kann viele verschiedenen Formen annehmen.

Manche Menschen sehen sich als Hauptdarsteller in einem heroischen Kampf gegen ihre Krankheit, die sie besiegen, indem sie ihre persönlichen Qualitäten aktivieren, wie Ausdauer, Bestimmtheit, Stoizismus etc. Andere betrachten sich selbst und Menschen in ähnlichen Situationen als zentrale Akteure in einer Tragödie, in der sie alles verloren haben, einschließlich ihrer früheren Fähigkeiten und Eigenschaften. Wieder andere finden für sich eine neue Identität und einen neuen Status, indem sie anderen helfen. Sie konzentrieren sich auf die Lösung der Probleme anderer Betroffener und werden zu ihren Beratern. Manche werden zu Experten in illustrativen Erzählungen über ihren Zustand und benutzen professionelle Begriffe, um die von ihnen beobachteten Symptome und Veränderungen detailliert darzulegen. Einige Menschen versuchen, andere zu inspirieren, indem sie ihnen die wundersamen Veränderungen aufzeigen, die sich bei ihnen im Verlauf der Genesung eingestellt haben. Andere fühlen sich als Opfer schlechter oder unzureichender Dienstleistungen und ergehen sich in Anschuldigungen gegenüber anderen Menschen oder Situationen. Einige sehen sich als defekte Maschine, die durch einen Experten repariert werden muß. Andere reflektieren über die Hindernisse, mit denen sie konfrontiert sind, und werden zu Aktivisten, die das Stigma und die Diskriminierung bekämpfen, die unterstützen, daß aus den Störungen einer Aphasie eine Behinderung wird.

Es folgen Beispiele verschiedener Identitäten, die im Umgang mit der Aphasie angenommen werden:

- Erbitterter Kämpfer: *„Ist der Sieg des Willens über den Körper. Ich habe ... habe durchgehalten. Langer, harter Kampf."*
- Genesen wider alle Erwartungen: *„Sie wollten nicht glauben, daß ich einen massiven Schlaganfall hatte. Ich sagte ihnen, ich kann nicht sprechen. Sie denken, ich bin wundervoll."*

- Helfer und Berater: „*Ich sage: 'Halte durch und kämpfe weiter und Gott ist mit dir und wird dir helfen.'*"
- Streiter: „*Weil sie nicht sprechen können, heißt das noch lange nicht, daß sie weniger intelligent oder weniger kompetent sind. — Die Leute sollten über die Aphasie unterrichtet werden.*"
- Tragische Figur: „*Einige Menschen erkennen das und sagen: 'Oh, du wirst ein fürchterliches Leben haben.' Und es ist wahr. Es ist wahr.*"
- Reparaturbedürftige Maschine: „*Das Gehirn. Etwas tun? Etwas tun?*"

Zwei weitere Faktoren dürfen nicht übersehen werden, wenn es um die Komplexität dieses Prozesses geht. Erstens entwickeln Menschen nicht nur eine einzige Identität und eine einzige Darstellung der Aphasie. Die meisten tauschen sie entsprechend der verschiedenen Situationen, Gefühle und Überzeugungen ihrer Mitmenschen aus oder passen sie an. Es ist unvermeidlich, daß die persönliche Darstellung der Aphasie auch die Überzeugungen jener beeinflussen wird, die dem aphasischen Menschen am nächsten stehen. Manchmal stimmen die Familienangehörigen der neuen Identität der aphasischen Person zu, doch es kann auch zu Konflikten kommen. Keine der Darstellungen ist von vornherein besser oder wünschenswerter und somit einer anderen vorzuziehen, manche entsprechen jedoch eher der Meinung Außenstehender, wozu auch die professionellen oder ehrenamtlichen Pflegepersonen gehören. Aus diesem Grunde kann es für einen Therapeuten, Facharzt oder ehrenamtlich Tätigen leichter sein, mit jemandem zu arbeiten, der sich der Rolle des erbitterten Kämpfers verschrieben hat, als mit einem anderen, der das zornige Opfer darstellt.

Zweitens verläuft der Prozeß der Bewältigung kontinuierlich und fortwährend und kann sich im Laufe der Zeit verändern. Neue Erfahrungen im Leben mit einer Aphasie werden kontinuierlich in die Darstellung einbezogen. Der aphasische Mensch sucht pausenlos nach Beweisen und Anzeichen, die seine jeweils gültige Theorie bestärken sollen. Im Verlauf einer anderen akuten Erkrankung, ihrer Behandlung und Genesung wird der aphasische Mensch eine Reihe neuer Darstellungen und für ihn sinnvoller Identitäten finden. Bewältigung ist in diesem Zusammenhang eine oft verwirrende und ungeordnet verlaufende Angelegenheit. Es gibt keine Phasen, durch die sich der aphasische Mensch Schritt für Schritt auf geordnete und vorhersehbare Weise fortentwickeln könnte.

Kirans Schlaganfall und die daraus resultierende Aphasie führten zu Veränderungen der meisten Bereiche seines Lebens. Es war eine „*verdammt explosive Sache, die da passiert ist*". Er konnte nicht mehr arbeiten, seine erste Ehe scheiterte daran, und einige enge Freunde gaben den Kontakt zu ihm auf. Er

„Die innere Arbeit bewältigen" – Die Bedeutung der Aphasie

fand auch, daß die Aphasie ihm die schnellen Reaktionen seines Humors und des Umgangs mit der Sprache genommen hatte, die für ihn ein so wichtiger Bestandteil seines Wesens waren, ein Verlust, der für ihn schwerwiegender war als die körperlichen Veränderungen, mit denen er zurechtkommen mußte. Der Verlust seines Humors beraubte ihn der wichtigsten Möglichkeit, die er früher für den Umgang mit bestimmten Lebensereignissen einzusetzen wußte. Bilanz ziehend meint er: *„Im Grunde fühle ich mich machtlos. Das ist am schlimmsten. Und meine Sprache ist für mich ein Teil der Welt. Auch heute noch regt es mich auf, mit der linken Hand zu schreiben ... ich ärgere mich über mich selbst. Ich bin frustriert, daß ich Wörter nicht richtig schreiben kann. Meine Grammatik ist betroffen. Ich kann nur einfache Sätze bilden ... Mein ganzes Wesen ist verändert. Ich war immer der Akteur und jetzt kann ich nicht mehr agieren ... ich war eine Plaudertasche. Ich habe gern lustige Geschichten erzählt und es ist wirklich hart für mich, mich damit abzufinden."* Für Kiran waren diese grundlegenden Veränderungen seiner Identität schmerzhaft. Nun stehen andere Aspekte seines Charakters im Vordergrund. Er arbeitet daran, seine Vergangenheit mit der Gegenwart in Einklang zu bringen: *„Ich bin deprimiert, aber diese Depression ist nötig für die innere Arbeit ... ich meine die psychologische Arbeit ... Ich heile mich selbst. Ich muß mich jetzt mehr respektieren als früher ... man muß leiden, um etwas zu erreichen."* Kiran versucht, sein altes Ich zu erkennen, es loszulassen und die Fähigkeiten und Eigenschaften zu verstehen, über die er heute verfügt: *„Ich vergleiche mich immer ... wenn ich vor dem Spiegel stehe, sehe ich Kiran Mark eins. Aber ich bin Kiran Mark zwei. Das ist das schlimmste ... ich habe mich verändert. Ich möchte Kiran Mark zwei werden ... aber ich finde es unheimlich schwer, den neuen Kiran Mark zwei zu akzeptieren, der ich jetzt bin."* Kirans neues Ich besitzt viele Facetten: *„Ich bin jetzt ein guter Zuhörer, weil ich es sein muß ... ich will mich nicht dauernd für meine Sprache entschuldigen. Ich bin es leid, mich zu entschuldigen. Ich bin ein Kämpfer, und Opfer zu sein, entspricht nicht meinem Charakter ... ich bin jetzt für mich selbst verantwortlich."* Während er immer noch die Hoffnung hegt, daß seine Genesung weiter voranschreiten wird, ist Kiran in diesem Stadium mit vielen Herausforderungen konfrontiert. Er muß Wege finden, wie er die Hürden, die seine Rückkehr zu einer sinnvollen Arbeit behindern, beseitigen kann und wie er sein jetziges Potential entwickeln und sein Selbstvertrauen wieder neu aufbauen kann, so daß er von seinen Freunden wieder anerkannt wird und darüber hinaus lernt, jemand anderen um Unterstützung zu bitten, etwas, was ihm immer noch schwer fällt: *„Ich schäme mich, um Hilfe zu bitten."* Kiran hat Kontakt zu anderen Menschen aufgenommen, die ebenfalls an einer Aphasie erkrankt sind. Er bietet ihnen seine Unterstützung an, greift jedoch auch auf die Erfahrungen und Stärken der anderen zurück. Er wünscht sich, von seinen Mitmenschen unterstützt zu werden und ihnen im Gegenzug seine Unterstützung anbieten zu können: *„Ich möchte mich selbst in einer Gesellschaft verändern, die eine Verantwortung für mich trägt, und ich trage eine Verantwortung für sie."*

Kirans Darstellung zeigt, wie er seine neue Identität auf der Grundlage der Anerkennung seiner gegenwärtigen Fähigkeiten und Eigenschaften aufbaut, dabei aber die Einschränkungen und Bedürfnisse, die ihm durch die Aphasie auferlegt worden sind, nicht übersieht. In seinem persönlichen Kampf denkt er über die Hürden und Widerstände nach, die seinen eigenen Fortschritt und den anderer Menschen behindern. Er muß sich nicht mehr länger über seine früheren Fähigkeiten und Erfolge definieren. Er läßt das Boot nun treiben.

Viele, die sich eine neue Identität schmieden, versuchen ihr früheres Ich mit ihrem neuen Ich in Einklang zu bringen und sich von den Veränderungen ausgehend weiterzuentwickeln. Einige gelangen auch zu einer ganz neuen Gesamtidentität, zu einem Gefühl, Bestandteil von Gemeinschaften und Gruppen zu sein, in denen sie auf die Unterstützung von anderen Menschen mit einer Aphasie zurückgreifen und ihnen im Gegenzug ihre Hilfe anbieten können. Solche Menschen scheinen zu einer aktiveren Einstellung fähig zu sein als andere, die ihre Rolle lediglich darin sehen, Inspirationen zu geben. Obwohl auch sie auf eine weitere Genesung hoffen und spezielle Formen der Unterstützung benötigen, beginnen sie, die Verantwortung für ihr Leben mit der Aphasie zu akzeptieren. Dies ist ein komplexer, sensibler und häufig langwieriger Prozeß. Kirans Begriff der inneren Arbeit deutet auf die erforderliche Anstrengung hin.

7.4 *„Alles, was ich weiß, ist, daß ich nicht weiß, was eine Aphasie ist."* – Die Rolle der Sprache bei der Bewältigung

Es ist schwierig zu erkennen, in welchem Ausmaß eine Aphasie die Fähigkeit von Menschen behindert, mit diesem Problem in einem allgemeinen Sinne umzugehen, und sich hierzu eine sinnvolle Sichtweise zu konstruieren. Die Hinweise aus dieser Studie lassen darauf schließen, daß Menschen mit einer Aphasie genauso fähig sind wie andere, sich ihre persönliche Darstellung und Identität zu schaffen. Selbst jene, die unter schweren Störungen leiden, können bestimmte Aspekte ihrer Vorstellung vermitteln, wie Jack beweist, wenn

er berichtet, daß er darüber wütend ist, zu wenig Therapie erhalten zu haben.
Trotz ihrer Störung können einige dieser Menschen ihr Verständnis sehr gut veranschaulichen, indem sie z. B. bildhafte Darstellungen verwenden oder ein bestimmtes Vokabular und grammatische Strukturen auswählen. So etwa vermittelt Roger, der unter einer sehr starken Aphasie leidet, klar und deutlich das Gefühl von seiner Passivität und Unbeweglichkeit, indem er nur noch ganz kurze Sätze bildet und ständig die gleiche grammatische Struktur wiederholt. Dadurch zeigt er, daß er sich selbst in gewisser Weise als bloßes Objekt oder Empfänger der Aufmerksamkeit und Aktivitäten anderer betrachtet:

„Unterrichten mich. — Organisieren mich. — Beobachten mich, bewachen mich. Helfen mir. Helfen mir. Heben mich. — Schützen mich, unterstützen mich."

Die Aphasie wird wahrscheinlich immer einige Komponenten des Bewältigungsprozesses in Mitleidenschaft ziehen. Beispielsweise kann sie das Wissen und das Verstehen einschränken, was eine Aphasie eigentlich ist, wodurch es für den Betreffenden so schwierig wird, Erklärungen und seine Zukunftsaussichten zu verstehen und diese als Zutaten einem Rezept hinzuzufügen. Schwere Sprachstörungen können für jemanden ein enormes Hindernis darstellen, sein altes Ich zu begutachten und für den Aufbau eines neuen Ichs aktiv tätig zu werden, weil dieser Prozeß überwiegend mit Hilfe der Sprache, durch Gespräche und Diskussionen erfolgt. Für jene Menschen mit einer gravierenden Sprachstörung wird dieser Prozeß der Wiederherstellung häufig unterhalb der Oberfläche der Sprache stattfinden. Sicherlich werden die Kommunikationsschwierigkeiten den aphasischen Menschen große Schwierigkeiten bereiten, ihre Interpretationen mitzuteilen, die Darstellungen anderer Menschen zu begreifen oder von ihren nächsten Mitmenschen verstanden zu werden, deren Aufgabe üblicherweise darin besteht, sie zu unterstützen. Die Fähigkeit, über die Aphasie zu sprechen, kann den Betroffenen helfen, ihren Vorstellungen, Verständnissen und Überzeugungen eine detaillierte Form zu verleihen. Die Störung schädigt jedoch genau diese Fähigkeit. Es scheint, daß die Sprache, auch wenn sie für die Bewältigung nicht unverzichtbar ist, trotzdem im Bewältigungsprozeß für eine Bereicherung und Diversifizierung sorgt und den Menschen darüber hinaus ein breiteres Spektrum an Möglichkeiten bietet, mit ihrer Aphasie leben zu können.

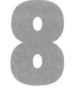 „Sie können es nicht sehen, wie sollen sie es dann wissen?" – Aphasie und Behinderung

Obwohl sie detailliert über die Erfahrung ihres Leben mit der Aphasie und über die Frustrationen sprechen, die diese mit sich bringt, betrachten nur wenige Menschen den Verlust ihrer Sprache als Behinderung. Die Gründe dafür sind vielschichtig; sie finden ihren Ursprung in der ambivalenten Natur der Aphasie und in dem Wirrwarr von Problemen, die zu dem Komplex Behinderung gehören. In diesem Kapitel soll versucht werden, mit Hilfe der Darstellungen aphasischer Menschen die verschiedenen Überzeugungen über Behinderung im allgemeinen und über ihre Einstellungen gegenüber anderen aphasischen Menschen im speziellen zu entflechten. Dabei wird untersucht, ob und in welchem Ausmaß Menschen, die an einer Aphasie erkrankt sind, als behindert eingestuft werden müssen.

8.1 „Für mich ist es jemand, der die Funktion seiner Arme und Beine verloren hat." — Aphasie und persönliche Ansichten über Behinderungen

Wie andere Menschen haben auch aphasische Personen ein unterschiedliches, individuelles Verständnis über den Komplex der Behinderungen. Dieses gründet auf althergebrachten persönlichen Einstellungen und Überzeugungen, aber auch auf früheren oder vielleicht auch aktuelleren Erfahrungen aus Begegnungen mit behinderten Menschen in Krankenhäusern, Rehabilitationseinrichtungen und Tagesstätten. Viele Menschen assoziieren ihre Vorstellung von Behinderung mit körperlichen und sensorischen Störungen, insbesondere wenn sie sichtbar und eindeutig durch bestimmte Hilfsmittel gekennzeichnet sind, z. B. durch einen Rollstuhl oder einen weißen Stock. Darüber hinaus wird der Begriff „behindert" häufig im Zusammenhang mit dem Anrecht einer Person auf Unterstützung benutzt, sei es in Form von Konzessionen oder finanziellen Hilfen. Die Darstellungen in dieser Studie machen deutlich, daß man eine Behinderung als Zustand betrachtet, der leicht erkennbar und langanhaltend ist und der sich wahrscheinlich nicht mehr bessern wird: ein definitiver, stabiler und langfristiger Zustand. Für die meisten ist der Behinderte klar durch äußerlich erkennbare Störungen gekennzeichnet.

Die Aphasie entspricht solchen Auffassungen von Behinderung gleich aus mehreren Gründen nicht, denn erstens ist sie nicht sichtbar.

„Du kannst jemanden in einem Rollstuhl sehen ... er oder sie hat keine Beine. Dann sagst du: 'Oh, ja. Diese Person ist behindert.' Aber man kann nicht sehen, daß ich eine Aphasie habe. Sie können es nicht sehen, wie sollen sie es dann wissen? Soll ich denn ein Schild umhängen, auf dem steht: 'Ich habe eine Aphasie?'"

Alf

Zweitens wird die Aphasie nicht immer als stabiler und dauerhafter Zustand betrachtet. Viele Menschen kommentieren, daß die Ausprägung ihrer Aphasie unvorhersehbar sein kann, abhängig von der jeweiligen Situation und dem Ausmaß an Streß und Müdigkeit. An einem Tag kann sie ein belastendes Problem darstellen und am nächsten eine relativ geringe Einschränkung. Die Aphasie variiert auch von Mensch zu Mensch. Sie kann viele Formen annehmen und sich in ihrer Ausprägung höchst unterschiedlich darstellen; dies führt dazu, daß sie bei den Betroffenen nicht immer leicht zu erkennen ist. Darüber hinaus steht sie in Verbindung mit einer akuten und dramatischen Erkrankung, was dazu führt, daß viele Menschen anfänglich glauben, daß ihre Aphasie ein vorübergehender Zustand sei, von dem sie sicherlich bald wieder genesen werden. Vielleicht ist noch bedeutender, daß die Aphasie so schwierig zu verstehen und zu identifizieren ist, aus Gründen, die im letzten Kapitel betrachtet werden sollen. All diese Merkmale machen die Aphasie ambivalent und schwer verständlich, Charakteristika, die aphasische Menschen nicht so ohne weiteres mit dem Begriff „Behinderung" in Einklang bringen können. Deshalb ähnelt die Aphasie in gewisser Weise anderen versteckten Störungen, wie Epilepsie oder Taubheit.

Die Gründe, warum die Aphasie nicht so leicht mit der Auffassung von einer Behinderung in Einklang zu bringen ist, umfassen also:

"Sie können es nicht sehen, wie sollen sie es dann wissen?"...

- Sie ist nicht sichtbar: *„Wenn man mich anschaut, sieht es nicht so aus, als hätte ich einen Schlaganfall."*
- Sie ist unberechenbar: *„Hoch und runter, wissen Sie. Wie Donnerstag ist gut und vielleicht Donnerstag in einer Woche ist schlecht. Wie ein Jo-jo."*
- Sie variiert von Mensch zu Mensch: *„Jeder ist anders. Meine Freunde ... sie können besser reden, so viel besser."*
- Sie kann bei anderen schwer erkennbar sein: *„Es war nicht die gleiche Kategorie."*
- Sie wird nicht immer verstanden: *„Wir haben sie alle gefragt, was eine Aphasie bedeutet, und sie haben es nicht gewußt."*
- Sie wird mit Krankheit und Genesung in Verbindung gebracht: *„Es ist eine Krankheit. Bedeutet, daß mein Gehirn leicht verletzt ist. Es dauert mindestens fünf Jahre, bis man 90 Prozent wieder gesund ist. Die Genesung kann auch noch viel länger dauern."*

8.2 *„Sie tun mir sehr leid."* – Aphasie und die Begegnung mit anderen Menschen

Schon bei sich selbst fällt es Betroffenen schwer, eine Aphasie zu erkennen und zu verstehen; um so mehr ist sie bei anderen schwer erkennbar und verständlich. Viele aphasische Menschen verbinden ihre Kämpfe nicht mit denen anderer, die ebenfalls unter einer Aphasie leiden. Sie verstehen sich nicht als Teil einer Gemeinschaft von Menschen, die mit gemeinsamen Problemen und gemeinsamen Sorgen konfrontiert ist. Dafür gibt es mehrere mögliche Gründe:

- Aphasische Menschen sind vielleicht nicht dazu in der Lage, auf andere zuzugehen, mit ihnen zu diskutieren, ihre Situationen zu vergleichen und als organisierte Gruppe zu handeln.
- Eine Aphasie ist ambivalent und variiert von Mensch zu Mensch. Dies erschwert es, andere zu erkennen, die sich in der gleichen Situation befinden.
- Der Kontext, in dem sich aphasische Menschen treffen, kann einen erheblichen Einfluß darauf nehmen, wie sie sich gegenseitig wahrnehmen.
- Aphasische Menschen wünschen nicht immer, mit anderen Betroffenen in Verbindung gebracht zu werden und auf gleicher Basis zusammenzuarbeiten.

8.2.1 Andere Menschen mit einer Aphasie finden und erkennen

Die Natur der Aphasie erschwert es, andere zu erkennen, die sich in einer ähnlichen Situation befinden. Die Kommunikationsstörung selbst kann die Ursache dafür sein, daß aphasische Personen nicht nach Informationen über einen möglichen Kontakt zu anderen fragen, derartige Aufgaben nicht verstehen oder entsprechende Absprachen nicht erfassen. Darüber hinaus wird die Aphasie vielleicht nicht immer erkannt, weil sie ambivalent und veränderlich ist. Im Gegensatz zu tauben Menschen, die deshalb kommunizieren können, weil sie festgelegte Sprachzeichen benutzen, verfügen Menschen mit einer Aphasie nicht über eine allgemeingültige aphasische Sprache, die jeder verwenden und verstehen könnte. Durch die mangelhafte Kommunikation isoliert sind Menschen mit einer Aphasie nicht immer in der Lage, bestimmte Informationen mit anderen abzuwägen, und es kann eine gewaltige Aufgabe für sie darstellen, diese überhaupt zu verstehen. Viele Menschen fühlen sich aus unterschiedlichen Gründen alleingelassen und suchen bei sich selbst nach Erklärungen und Lösungen für die Probleme, mit denen sie konfrontiert sind.

8.2.2 Die Wirkung des Kontextes bei der Begegnung mit anderen

Aphasische Menschen, die zu Treffen mit anderen fähig sind, tun dies in den unterschiedlichsten Einrichtungen. Man begegnet sich in Krankenhaus- oder Rehabilitationsstationen, in Tagesstätten, in Schlaganfallgruppen und anderen sozialen Gruppen, die von karitativen und ehrenamtlichen Organisationen und Selbsthilfegruppen organisiert und veranstaltet werden. Die Kommunikationsschwierigkeiten bedeuten jedoch, daß sie sich oft auf jene vorgefertigten Kontaktformen stützen müssen, die von anderen vorgegeben werden. Der jeweilige Kontext kann den Inhalt der Begegnung mit anderen direkt beeinflussen. In einer Krankenhausstation ist die Aufmerksamkeit natürlich überwiegend auf die Genesung von einer Krankheit und auf deren Behandlung gerichtet. Viele aphasische Menschen betonen, daß derartige Begegnungen mit anderen im Krankenhaus ihnen geholfen haben, ihre eigene Situation besser zu verstehen. Der Vergleich mit anderen Betroffenen verschafft ihnen die Möglichkeit, herauszufinden, wie schwer ihre eigene Erkrankung ist. Dies kann ermutigend oder deprimierend sein, ist jedoch häufig die einzige Form von Information, die sie zu diesem Zeitpunkt begreifen können. Einige Menschen schließen sich in diesem sehr frühen Stadium mit anderen zusammen, scherzen gemeinsam und stützen sich gegenseitig moralisch, um mit den Unbilden der Behandlung fertigzuwerden.

„Sie können es nicht sehen, wie sollen sie es dann wissen?"...

Bei der Begegnung mit anderen Betroffenen in rehabilitativen Einrichtungen liegt der Haupttenor noch immer auf der Behandlung, bezieht aber auch den Fortschritt mit ein. Während sich in dieser Umgebung bereits ein Gefühl der Solidarität durchsetzen kann, ist die Entwicklung jedes einzelnen immer noch von vorrangiger Bedeutung. Der Vergleich mit anderen ermöglicht es den aphasischen Menschen, ihren eigenen Fortschritt und ihre eigenen Einschränkungen richtig einzuordnen. Später, bei ihren Treffen in Schlaganfallgruppen, Tagesstätten und anderen Gruppen, die sich mit Sprachspielen und -aktivitäten beschäftigen, schätzen viele aphasische Menschen dann die Gelegenheit, mit ihren Mitstreitern zu interagieren und sich dort zu entspannen. Das fürsorgliche Ethos dieser Gruppen, die oft von ehrenamtlichen Mitarbeitern in Zusammenarbeit mit Gesundheitsfachleuten veranstaltet werden, verringert die Isolation und schafft das beruhigende Gefühl, unterstützt zu werden. Obwohl dies wertvolle Ergebnisse sind, fördert eine solche Atmosphäre nicht unbedingt die Bereitschaft zur aktiven Bildung von Zusammenschlüssen. Die fehlerhafte Sprache hat zur Folge, daß aphasische Menschen gar zu oft mit Situationen konfrontiert sind, in denen sie lediglich passive Empfänger von Pflege sind. Eine solche Umgebung verstärkt üblicherweise den Eindruck, daß die Betroffenen sich dort gar nicht selbst helfen sollen, sondern daß ihnen geholfen wird und daß sie bearbeitet werden.

„Die Leute, die dort alle um die Tische sitzen. Die Personen an den Tischen — Freiwillige, die Ehrenamtlichen. — Ihre Aufgabe ist es, sie zum Reden zu bringen."

Martha

Jene aber, die sich Selbsthilfegruppen anschließen, wie sie heutzutage überall zu finden sind, beschreiben eine andere Gesinnung.

Alf hat sich anderen Gleichgesinnten in einer Selbsthilfegruppe angeschlossen. Für ihn ist diese Art des Kontaktes wichtig, und er versteht die Treffen als Ausgangspunkt für Diskussionen, Aktivitäten und Aktionen: *„Das nennt man heute Selbsthilfe. Toll, einfach toll. — Ich rede mehr als sonst, allein deshalb, weil ich versuche, andere zum Reden zu ermutigen, Fragen zu stellen und zu widersprechen. — Du weißt, da ist Hilfe, wenn man nur möchte. Ohne diese Leute wäre man nicht stark genug, sich gemeinsam gegen die Regierung zu wehren."* Alfs Erfahrung mit der Aphasie verstärkt sein Bewußtsein für andere Menschen, die ebenfalls verletzlich sind. Bei einem kürzlichen Krankenhausaufenthalt stellte er fest, daß eine Pandschabi sprechende Familie um das Bett seines Stationsnachbarn saß, die wegen seiner Aphasie offensichtlich sehr verwirrt war und scheinbar noch keinerlei Informationen erhalten hatte, die sie verstehen konnte: *„Ich ging in das Wartezimmer und konnte dort nichts über Schlaganfälle finden und ich fragte den Arzt: 'Können Sie mir sagen, warum keine Informationen für Schlaganfallpatienten in verschiedenen Sprachen vorhanden sind?'"*

8.2.3 Einstellungen gegenüber anderen Menschen mit einer Aphasie

Alfs Verhältnis zu anderen aphasischen Menschen wird von dem Bedürfnis getragen, für sie Partei zu ergreifen und zu versuchen, mit ihnen zusammenzuarbeiten. Er hat ein ausgeprägtes Gespür für die kollektive Identität aphasischer Menschen entwickelt und versucht, diese Einstellung weiterzuführen. Durch die Bemühungen, anderen sein Wissen über die Aphasie weiterzugeben, hat er ein ausgeprägtes Bewußtsein sowohl für die Verletzlichkeit als auch für die Rechte aphasischer Menschen gewonnen. Wie viele der anderen Mitglieder der Selbsthilfegruppe erkennt auch Alf die Barrieren, auf die Menschen mit Kommunikationsstörungen immer wieder stoßen, und versucht, sie zu beseitigen.

Doch Alfs Reaktion auf andere Menschen, die wie er ebenfalls unter einer Aphasie leiden, ist nicht typisch. Aphasische Personen bringen nicht immer derart positive und hilfsbereite Gefühle in ihre Begegnungen mit anderen Menschen ein. Anderen, die sich in der gleichen Situation befinden, entgegenzutreten, kann eine ganze Bandbreite von Gefühlen auslösen, von Freude und Erleichterung bis hin zu Angst und Ablehnung. Einige Menschen sind regelrecht geschockt, wenn von ihnen erwartet wird, sich mit anderen zu treffen, die ganz anders sind als sie selbst, mit Ausnahme der Tatsache, daß auch sie an einer Aphasie erkrankt sind. Manche Menschen mißverstehen die Bedeutung der Reaktionen anderer und interpretieren die Schwierigkeiten, mit denen diese konfrontiert werden, ganz einfach falsch. Andere halten sich prinzipiell nicht gerne in Gruppen auf. Manchmal ist auch die Identifikation mit anderen zu belastend und zu schmerzhaft. Die Einstellungen anderen aphasischen Menschen gegenüber können sehr komplex sein.

Es gibt demnach verschiedene Möglichkeiten, andere aphasische Menschen wahrzunehmen:

- *„Sie müssen geschubst werden. Los, los, los."*
- *„Einige von ihnen sind schlimmer dran als ich. Sie tun mir sehr leid."*
- *„Jetzt kann ich etwas sagen; ich möchte nicht, daß es mich nochmal so runterzieht."*
- *„Ich vermute, ich tue es, weil ich es genieße. — Wenn ich normal wäre, wäre das nicht mein Bier."*

"Sie können es nicht sehen, wie sollen sie es dann wissen?"...

- „Da ist eine Schlaganfallgruppe und ich ging hin und da waren all die alten Leute ... alle in Rollstühlen und ich dachte: 'Ich will nicht ... ich will da nicht hingehen.'"
- „Alle müssen damit zurechtkommen und alle machen sich gegenseitig Mut."
- „Ganz normal. Sie sind ganz normale Leute, nicht wahr?"
- „Er könnte sprechen, wenn er wollte. Doch er will nicht."

8.3 „Zu viel von mir ist behindert." – Persönliche Identität und Aphasie

Ein wichtiger Bestandteil des Anpassungsprozesses an die Störungen, die plötzlich auftreten und meist langfristig bestehen bleiben, scheint die Entwicklung eines neuen Ich-Gefühls zu sein, einer neuen persönlichen Identität, die sich auf die neue Situation einstellt. Für viele ist dies ein langanhaltender und schwieriger Prozeß.

Obwohl **Madges** Unterstützungssystem ihr geholfen hat, in praktischer Hinsicht mit ihrer gravierenden körperlichen Störung zurechtzukommen, hat sie große Schwierigkeiten, sich eine der neuen Situation entsprechende Identität oder ein adäquates Ich-Gefühl zu entwickeln. Obwohl sie sich in einer Umgebung, in der sie nicht bekannt ist, durchaus wohlfühlt, lehnt sie es rundweg ab, an Orte zu gehen, wo sie vielleicht erkannt wird. Sie äußert ein Gefühl der Scham über ihre körperliche Störung und möchte nicht, daß jemand, der sie schon vor ihrem Schlaganfall gekannt hat, sie jetzt im Rollstuhl wieder sieht, auf den sie jetzt vollkommen angewiesen ist: *„Ich habe immer noch schreckliche Angst, jemanden zu treffen, den ich von früher kenne. Deshalb will ich nicht ... nicht im Rollstuhl rausgehen. Und es ist der Rollstuhl. — Ich möchte nicht aus dem Haus auf die Straße geschoben werden. Ich würde mich aufregen. Da kann ich nichts machen, es ist nicht zu ändern."* Während Madge den Kontakt mit all ihren Bekannten vermeidet, wird sie auf der anderen Seite mit den negativen Einstellungen anderer konfrontiert, denen sie zum erstenmal begegnet. Sie ist jedoch in der Lage, dann zu kontern und mit Selbstbewußtsein zu reagieren: *„ 'Mag sie Fisch?' oder 'Ist sie wie eine alte Rentnerin?', fragt meine Schwiegertochter und ich antworte: 'Ich werde nicht hier sitzen und das zulassen.' — Mich anzuschauen, als hätte ich nicht nur einen Schlaganfall, sondern wäre auch geistig gestört."* Madges Darstellung zeigt ein deutliches Gespür für das Stigma, das sie mit ihrer sichtbaren, körperlichen Störung und mit dem Symbol ihres Rollstuhls assoziiert. Dieses resultiert zum Teil aus ihren eigenen, durch die Behinderung ausgelösten Gefühlen und zum anderen aus den Einstellungen ihrer Mitmenschen. Die Vorurteile, auf die sie stößt, bestätigen ihre Gefühle, daß ihre Störung etwas Schändliches ist. Ihre Möglichkeit, damit umzugehen, besteht für sie darin, sich von ihren alten Jagdgründen, ihrer Kneipe, ihrem Sportverein und von ihrer Straße fernzuhalten. Sie hält räumliche Distanz zu jener Umgebung, in der ihr neues mit ihrem alten Ich verglichen werden könnte. In der Sicherheit ihrer Wohnung oder in fremden Umgebungen, in denen sie nicht bekannt ist, hat sie sowohl praktische Formen der Bewältigung, als auch ein stärkeres Vertrauensgefühl zu ihrem neuen Ich entwickelt.

Aphasische Menschen müssen, auch wenn sie nicht unter physischen oder sensorischen Störungen leiden, versuchen, mit den weniger sichtbaren Zeichen ihrer Behinderung umzugehen. Auch sie müssen den Rekonstruktionsproß einer neuen Identität in Angriff nehmen, können allerdings wegen der Natur des Ereignisses verunsichert sein, besonders weil es äußerlich nicht erkennbar ist. Wie viele andere, die ebenfalls unter unsichtbaren Störungen leiden, entscheiden sie sich dazu, diese möglichst versteckt zu halten.

Nach ihrem Schlaganfall wollte **Jenny** zu ihrer Arbeit als Raumpflegerin in einer Schule zurückkehren, was jedoch wegen ihrer zurückgebliebenen rechtsseitigen Schwäche nicht mehr möglich war. Wenn sie nun Bilanz auch über jene körperlichen Schwierigkeiten zieht, die nun wieder behoben sind, erinnert sie sich daran, wie überrascht sie war, als sie in eine Kategorie mit Behinderten eingeordnet wurde: *„Selbst meine eigene Tochter ... Ich sagte ihr, daß ich wieder zur Arbeit gehen wollte ... sie antwortete: 'Nein, Du kannst nicht mehr arbeiten gehen. Punkt. So ist das. Krieg das in Deinen Kopf. Du bist behindert.'"* Jenny hatte einige Schwierigkeiten bei der Bewilligung ihres Krankengeldes, und sie glaubt, daß der Grund hierfür darin liegt, daß weder ihre körperliche noch ihre sprachliche Störung offensichtlich ist: *„Ich wußte anfangs nicht, daß ich einen Antrag stellen könnte, weil mir keiner etwas davon erzählt hat. — Ich vermute, das liegt an meiner Einstellung. Sie sollten es mir sagen. Vielleicht denken sie, ich bin nicht krank genug."* Jenny versteht durchaus, warum es für andere Menschen schwierig ist, ihre Sprachstörung zu erkennen: *„Ich denke, ein Schlaganfall ist ... man kann sehen, daß jemand einen Schlaganfall hatte. Ich habe nicht daran gedacht, daß man das nicht erkennen kann. — Ich bin normal ... na ja, ich sehe normal aus. Aber Leute mit einem Schlaganfall sind nicht mehr normal. — Ich denke, viele Leute würden mir nicht glauben, wenn sie mich sehen, weil ich nicht so aussehe, als hätte ich einen Schlaganfall gehabt. — Die Leute wissen nicht, was sie denken sollen."* Jenny verweist darauf, daß ihre Aphasie nach außen hin viel weniger deutlich erkennbar ist als bei den meisten anderen, weil sie vorwiegend ihre Fähigkeit betroffen hat, Äußerungen zu folgen, statt irgendwelche erkennbaren Schwierigkeiten beim Sprechen zu verursachen. Weil ihr nicht immer klar wird, wann sie Fehler macht, reagiert Jenny nur widerstrebend darauf, die Aufmerksamkeit auf ihre Aphasie zu lenken: *„Ich würde mich nicht hinstellen und sagen, 'Ich hatte einen Schlaganfall, wissen Sie, ich kann das nicht verstehen', wenn sie mit mir sprechen und ich es manchmal nicht einmal weiß. — Ich versinke oft, wenn die Leute mit mir reden, in einen ... ich nenne es Nebel, aber das ist es nicht wirklich. Es ist nur, ich sehe so aus, weiß aber nicht, was sie mir sagen. Oft meint meine Tochter: 'Hör mal, Du bist ja ganz woanders ... woran denkst Du gerade?' Bin ich nicht wirklich. Ich denke wirklich darüber nach, was man mir sagt. Wissen sie, es ist, um es zu kapieren. Ich denke, es war noch mehr, weil ich nicht wollte, daß einer merkt, hier stimmt etwas nicht."*

8.4 „Entschuldigung, ich habe eine Aphasie." „Was haben Sie?" – Verbergen der Aphasie

Jennys Darstellung zeigt, daß einer der Gründe, warum manche Menschen ihre Aphasie verbergen, auch in ihrer unsicheren, nicht greifbaren Natur liegen kann, die ihnen oft so viele Schwierigkeiten bereitet, wenn sie etwas verstehen oder erklären wollen. Die Aufmerksamkeit auf die eigene Aphasie zu lenken, kann zu der unwillkommenen Anstrengung führen, sie erklären zu müssen. Dieser Prozeß stellt nicht nur einen erheblichen Kraftakt dar, er kann auch teuer sein.

Für **Alf** hat sich das Telefonieren mit den Sozialdiensten als ein teures Geschäft herausgestellt: *„Ich sage mir immer, daß ich ruhig bleiben muß ... nicht sagen, daß ich eine Aphasie habe, weil die meisten doch nicht wissen, was das bedeutet ... weil ich dann erklären muß, was eine Aphasie ist. — 'Bitte, ich hatte einen Schlaganfall. Ich habe eine Aphasie und habe Probleme. Würden Sie bitte sehr, sehr langsam sprechen?' — Und schließlich streiten wir uns am Telefon über das langsame Sprechen und ich sage, 'Ich habe eine Aphasie', und das verwirrt sie, weil sie keine Ahnung haben, was das ist. — Und dann kommt immer 'Oh ja, meine Tante hatte auch einen Schlaganfall' oder 'Mein Onkel hatte einen Schlaganfall' und 'Oh, das ist aber schade!' Ich mache mir noch nicht einmal Gedanken, ob das schade ist, und ich sage: 'Oh, macht nichts, macht nichts, macht nichts.' Und ich lege dann vielleicht* *eine dreiviertel Stunde später erst auf und sage mir: 'Na ja, warum sollte ich mir darüber Gedanken machen? Es kostet ja schließlich mein Geld am Telefon.'"*

Alf ist sehr ärgerlich, wenn er auf Ignoranz gegenüber seiner Aphasie stößt. Er zeigt seine Aphasie nur ungern, teilweise wegen der Schwierigkeit und der Langatmigkeit, sie zu erklären, und teilweise, weil er über die Reaktionen, auf die er stößt, häufig frustriert ist. Viele teilen Alfs Gefühle und entscheiden sich, ihre Aphasie möglichst verborgen zu halten. Erstaunlicherweise beginnen fast alle, die ihre Aphasie erklären möchten, im allgemeinen damit, sich zu entschuldigen:

- *„Im Geschäft ... Tut mir leid, ein Schlaganfall. Tut mir leid. Sprechen und helfen und zeigen."*
- *„Danke für's Zuhören, danke."*
- *„Tut mir sehr leid, ich habe ein Sprachproblem."*
- *„Wenn es Ihnen nichts ausmacht, tut mir leid. Ich kann nicht richtig sprechen."*
- *„Tut mir leid, mein Schlaganfall. Nein, tut mir leid, wissen Sie. Mit mir, mein Schlaganfall, langsam reden ... äh ... sprechen. Und ich danke Ihnen."*

8.5 Unterschiedliche Denkweisen über Behinderungen

Die verschiedenen Möglichkeiten, wie aphasische Menschen ihre Störung beschreiben, reflektieren unterschiedliche, tiefverwurzelte Überzeugungen, die außerdem mit persönlichen und gesellschaftlichen Sichtweisen von Behinderungen verwoben sind. Eine kurze Zusammenfassung zeigt, wie unterschiedlich die jeweiligen Interpretationen sein können. Aus der einen Perspektive wird Behinderung oft als persönliche Tragödie betrachtet, die der Betroffene überwinden muß, indem er sich auf Qualitäten wie Mut und Geduld stützt und auf die Pflege und Unterstützung anderer verläßt. Dieses Denkmuster spiegelt sich oft in der Art und Weise wider, wie behinderte Menschen in der Presse dargestellt werden. Es ist unvermeidlich, daß solche Beschreibungen Einfluß darauf nehmen, wie aphasische Menschen sich selbst sehen.

Eine andere maßgebliche Sichtweise der Behinderung konzentriert sich auf die Unfähigkeit des Betreffenden, normal zu funktionieren und seine alltäglichen Aufgaben zu bewältigen. Diese Sichtweise untermauert viele medizinische und therapeutische Ansätze. Ein gewisses Maß normalen Funktionierens wiederherzustellen, ist das vorrangige Ziel der meisten Therapien. In Großbritannien wird diese Art der Definition von Behinderung auch als Grundlage für administrative Entscheidungen hinsichtlich der Arbeitsfähigkeit eines Betroffenen und seines Anrechts auf finanzielle Unterstützung genutzt.

Solche Denkweisen über die Behinderung sind jedoch nicht ganz unbestritten. Vor einigen Jahren haben mehrere Gruppen von behinderten Menschen gemeinsam Behinderung in einer Art und Weise definiert, die nichts mit den gängigen Vorstellungen von Heilung und Pflege zu tun hat. Aus dieser Perspektive wird eine Behinderung nicht in Verbindung mit individuellen Einschränkungen und Störungen betrachtet. Behinderung wird vielmehr so erklärt, daß sie erst durch die verschiedenen Formen von „Hindernissen und Hürden" realisiert wird, die jene erleben, die unter bestimmten Störungen leiden. So betrachtet bestünde eine Behinderung nicht mehr, sobald diese Hürden aus dem Weg geschafft sind. Aus diesem Blickwinkel wäre eine Person im Rollstuhl nicht durch die Tatsache behindert, daß sie nicht mehr gehen kann, sondern dadurch, daß ein Türdurchgang nicht breit genug ist oder daß man in ein Gebäude nur über Treppenstufen gelangen kann.

Diese Ansicht hat sich aus den Bedürfnissen von Menschen mit körperlichen und sensorischen Störungen entwickelt und stützt sich außerdem auf bestimmte Prinzipien des Feminismus und der Bürgerrechtsbewegung. Sie stellt eine Herausforderung für das traditionelle medizinische, administrative und karitative Verständnis von Behinderung dar und hinterfragt darüber hinaus die Ziele von Rehabilitation und Therapie. Aus dieser Sichtweise sollte sich die Rehabilitation vorrangig mit der Bestimmung und Beseitigung von Hindernissen beschäftigen, statt mit der Verbesserung bestimmter Fähigkeiten des einzelnen Patienten.

Wie weit entsprechen die Ansichten aphasischer Menschen diesen verschiedenen Denkweisen über die Behinderung?

8.6 „Ich kann nicht sagen, was ich sagen möchte." – Die Restriktionen einer Aphasie

Menschen, die unter einer Aphasie leiden, sind sich nur allzusehr ihrer Kommunikationsschwierigkeiten und ihrer Beeinträchtigungen bewußt. Die Einschränkungen lassen sich in fast jedem Aspekt des täglichen Lebens spüren. Die Aphasie kann jede Aufgabe und jede Funktion betreffen, für die eine Kommunikation, sei es im häuslichen, familiären, beruflichen, freizeitbezogenen oder sozialen Leben, vonnöten ist. Annehmen und Beantworten von Telefonanrufen, Briefe schreiben, sich an Unterhaltungen beteiligen, der Umgang mit steuerlichen und persönlichen Finanzfragen, Notizen machen, Diskussion über ein medizinisches Problem, das Verfolgen eines Gesprächs oder einer Lektüre, Radio hören, eine Mitteilung für jemanden hinterlassen, Anleitungen geben, das Wechselgeld kontrollieren — die Liste der möglichen Frustrationen und Einschränkungen könnte unendlich fortgesetzt werden.

Wenn Behinderung als das Ausmaß definiert wird, in dem ein Betroffener in seiner Fähigkeit zum Ausüben der alltäglichen Aufgaben und Funktionen eingeschränkt ist, dann sind aphasische Menschen durch ihre Kommunikationsstörung eindeutig behindert. Trotzdem scheint die Aphasie bei der Entwicklung administrativer Kategorien, mit deren Hilfe bestimmt wird, ob jemand arbeitsfähig ist oder nicht oder ob er Anrecht auf eine Arbeitsunfähigkeitsunterstützung hat, vollkommen ignoriert zu werden. In einem sogenannten Arbeitstest wird die Arbeitsfähigkeit eines Menschen weitgehend durch Überprüfung seiner Fähigkeit zur Ausführung von Alltagsaufgaben beurteilt, etwa das Tragen von 2,5 Kilogramm Kartoffeln oder die Betätigung von Kontrollknöpfen an einem Herd. Kommunikationsstörungen fallen unter die Kategorie physische Störungen und werden aufgrund des Sachverhalts definiert, inwieweit der Betroffene in der Lage ist, sich verständlich zu machen oder bestimmte Probleme wahrzunehmen.

Schwierigkeiten, sich verständlich zu machen, sind zwar eine Erscheinung der Aphasie, aber auch viele andere Aspekte können betroffen sein, etwa andere zu verstehen, etwas aufzuschreiben oder zu lesen. Das Hörvermögen ist bei einer Aphasie nicht betroffen. Entsprechend scheint sich die Aphasie nicht ohne weiteres in die Kategorie „mentale Behinderungen" einfügen zu lassen, in der Konzentrationsschwierigkeiten beim Lesen eines Zeitungsartikels (was, oberflächlich betrachtet, sicherlich das Problem eines aphasischen Menschen sein kann) mit spezifischen Verhaltensweisen, die für Krankheiten wie Depressionen oder Alkoholismus charakteristisch sind, zusammengefaßt werden. Scheinbar haben jene, die für diese Kategorisierungen verantwortlich sind, vergleichsweise wenig Kenntnisse über Sprachstörungen, auch wenn sie möglicherweise ein umfangreiches Wissen über die vielfältigen physischen, sensorischen und mentalen Störungen haben.

8.7 „*Das Radio lärmt. In der Kneipe lärmt es.*" – Die Hindernisse, mit denen aphasische Menschen konfrontiert sind

Die Aphasie kann wegen der Einschränkungen, die sie verursacht, als eine Behinderung betrachtet werden. Doch wie entspricht dies den Definitionen, die behinderte Menschen selbst festlegen, die eben nicht die Einschränkungen des einzelnen Betroffenen, sondern die vielfältigen Hindernisse, die sich ihnen in den Weg stellen, in den Vordergrund rücken? In gewisser Weise ist es einfach, Hindernisse zu erkennen, auf die Menschen mit physischen und sensorischen Einschränkungen treffen: zu enge Türdurchgänge, zu hohe Bordsteinkanten, fehlende Geländer, unzugängliche öffentliche Transportmittel etc. Aber in welchem Maße treffen Menschen mit einer Aphasie in ihrer Umgebung auf Hindernisse? Inwieweit und wodurch ist ihr Zugang zur Kommunikation blockiert?

Die offensichtlichsten Hindernisse für eine Kommunikation ergeben sich eindeutig aus bestimmten Aspekten der physischen Umgebung. Geräusche jeder Art können den Zugang eines aphasischen Menschen zur Kommunikation beeinträchtigen und es sehr schwer für ihn machen, bestimmten Äußerungen zu folgen oder selbst einen Beitrag zu ihnen zu leisten. Zu solchen Geräuschquellen gehören Fernsehen, Radio, Hintergrundmusik, Lautsprecherdurchsagen, Waschmaschinen, Ventilatoren, Straßenlärm, Plaudern und Lachen. Mit derartigen Geräuschproblemen kann man auf unterschiedliche Art und Weise umgehen. Einige sorgen dafür, daß die Hintergrundgeräusche reduziert werden, damit sie an Unterhaltungen teilnehmen können. Andere entfernen sich einfach aus den geräuschvollen Situationen und suchen eine ruhigere Umgebung auf. Für einen aphasischen Menschen können Geräusche am besten mit einem unzugänglichen Gebäude verglichen werden. Auf dieses Hindernis stoßen auch viele andere Menschen mit anders gelagerten Störungsformen, z. B. bei einer Taubheit.

Weitere Parallelen zu den Problemen von Menschen, die unter physischen und sensorischen Störungen leiden, finden sich bei der Gewährleistung angemessener Hilfsmittel und Vorrichtungen. Alle, die nicht mehr gehen können, benötigen z. B. einen rollstuhlgeeigneten Zugang zu Gebäuden. Sie profitieren davon, wenn ihr Rollstuhl ihren individuellen Bedürfnissen entsprechend bestmöglich angepaßt wird. Viele aphasische Menschen schätzen auch die Bereitstellung bestimmter Hilfsmittel zur Unterstützung ihrer Kommunikation, z. B. Textverarbeitungsprogramme mit Rechtschreibprüfung, geeignete Software, Anrufbeantworter und Alarmsysteme. Faktoren wie diese können den Zugang eines aphasischen Menschen zur Kommunikation unterstützen.

Es ist jedoch notwendig, nicht zu wörtlich und zu konkret über die möglichen Hindernisse zu reflektieren. Der Mensch mit einer Aphasie muß sich in seiner räumlichen genauso wie in seiner sprachlichen Umgebung wieder zurechtfinden. Die sprachliche Umgebung ist die geschriebene und die gesprochene Sprache, die den aphasischen Menschen umgibt. Sie kann zu schnell, zu komplex oder zu abstrakt sein, um von ihm verstanden zu werden. Viele von denen, die mit aphasischen Personen kommunizieren, legen vielleicht nicht immer genügend Wert darauf, sorgfältig zu untersuchen, was hilfreich ist und was verstanden worden ist. Somit kann schon die Art und Weise, in der eine Unterhaltung geführt wird, den aphasischen Menschen behindern.

Sharons soziales Leben hat sich seit dem Beginn ihrer Aphasie abrupt verändert. Besuche in Theatern, Kneipen und Clubs sowie die Teilnahme an Abendkursen wurden schwierig, zum Teil bedingt durch die laute Umgebung, die ihre Versuche immer wieder verhindert hat, sich an den Unterhaltungen und Diskussionen zu beteiligen: *„In den Kneipen lachen viele Leute, sie machen Witze und sprechen laut und 'Was?' — 'Entschuldigung?' Um sich auf etwas verlassen zu können, muß man in einen ruhigen Park gehen oder vielleicht ... wenn man zu zweit miteinander redet. Nein, es ist ... in den Kneipen, das macht keinen Spaß. Und all die Klassen, vielleicht ist eine okay, vielleicht einen Lehrer besuchen, hier eine Stunde und dort eine Stunde — eine zum Lesen und eine zum Schreiben. Aber das Geld — vergiß das nicht."* Sharon ist mittlerweile Expertin darin, auf ihre Erfordernisse hinzuweisen, z. B. wenn sie ein Amt anruft. Sie hat jedoch Probleme mit bestimmten Reaktionen, auf die sie trifft: *„Na ja, am Telefon sage ich: 'Tut mir leid, mein Schlaganfall und langsam sprechen ... äh ... langsam sprechen.' Wenn man ein- oder zweimal sagt, 'Was?' 'Tut mir leid, tut mir leid, mein Schlaganfall ...' Ärgerlich und knallen den Hörer auf."* Sharon reagiert oft wütend auf ihre Freunde und Kollegen, die in ihrer Gegenwart miteinander reden, als sei sie nicht anwesend, die sie herablassend behandeln oder mit ihr umgehen, als sei sie ein Kind: *„Vielleicht Frau oder Mann bei mir ... das Kind oder ist taub. — Ja, tut mir leid. Ich, ich selbst oder ich erwachsen und normal."*

Sharons Darstellung verdeutlicht, in welcher Weise sie mit den verschiedensten Barrieren konfrontiert wird. Sie stößt auf Lärm, Ablenkung und auf eine Sprache, die so schnell ist, daß sie sie nicht verstehen kann. Darüber hinaus erlebt sie auch andere Hürden, etwa in Form bestimmter Einstellungen man-

„Sie können es nicht sehen, wie sollen sie es dann wissen?"...

cher Menschen ihr gegenüber. Sie weiß, daß sie ihre begonnene Ausbildung nicht fortführen kann, es sei denn, sie würde eine spezielle Hilfskraft bezahlen. Ihre Möglichkeiten sind begrenzt.

Sharons Darstellung beschreibt keinen Ausnahmefall. Obwohl die meisten aphasischen Menschen den Begriff „Hindernis" nicht verwenden, sprechen sie doch sehr ausführlich über all jene Dinge, die sich ihnen in den Weg stellen und die sie davon abhalten, das zu tun, was sie eigentlich möchten. Weit davon entfernt, diese Schwierigkeiten mit sich selbst in Zusammenhang zu bringen, möchten sie damit zum Ausdruck bringen, daß sie sich durchaus weiterentwickeln könnten, wenn nur die Hindernisse beseitigt würden.

Die grundlegenden einschränkenden Behinderungen, auf die aphasische Menschen stoßen, können in vier Hauptgruppen unterteilt werden. Einige Barrieren entstehen durch die räumliche und sprachliche Umgebung. Struktu-

---

Grundlegende Behinderungen für Menschen mit einer Aphasie

■ Umgebungshindernisse (räumliche und sprachliche Umgebung):
- ☐ *„Die Leute reden alle auf einmal ... der Lärm ... ich komme damit nicht zurecht."*
- ☐ *„Ich sage bitte, bitte, bitte langsamer."*
- ☐ *„Alles ist in Eile."*
- ☐ *„Einfache Wörter, keine großen Wörter. Und große Buchstaben."*
- ☐ *„Sie stellen komplizierte Fragen."*

■ Strukturelle Hindernisse (Umstände, Ressourcen, Dienstleistungen und Unterstützung):
- ☐ *„Es sollte eine Art Berater geben, nicht wahr?"*
- ☐ *„Bei Treffen ist es für mich ziemlich schwer, mich zu äußern ..."*
- ☐ *„Sozialdienste, vergiß es!"*
- ☐ *„Ich denke: 'Warum hilft mir eigentlich keiner? Warum? Warum?'"*

■ Einstellungsabhängige Hindernisse:
- ☐ *„Wenn ich ins Restaurant oder in die Kneipe gehe, werde ich vollständig ignoriert."*
- ☐ *„Die Leute sehen es ... sie geben aber, verdammt nochmal, nicht acht."*
- ☐ *„Ich glaube, einige denken wirklich, du bist ein Schwachsinniger."*
- ☐ *„Sie gehen davon aus, daß du taub bist oder etwas ähnliches."*
- ☐ *„Sie können nicht verstehen, was bei mir nicht stimmt."*
- ☐ *„Sie möchten es eigentlich gar nicht wissen. Sie haben ihren Job und das ist alles, worum sie sich kümmern."*

■ Informationsbezogene Hindernisse:
- ☐ *„Du kannst nicht immer fragen."*
- ☐ *„Warum, was, wie?"*
- ☐ *„Gibt es soziale Dienstleistungen?"*
- ☐ *„Wenn sie feststellen, daß du nichts weißt, sagen sie dir gar nichts mehr."*

relle Hindernisse treten auf, wenn Systeme, Dienstleistungen, Umstände und Ressourcen unzureichend, unpassend oder einfach nicht verfügbar sind. Beispiele für strukturelle Hindernisse sind fehlende Beratungsdienste, minimaler Zugang zu Dienstleistungen, mangelhafte Flexibilität bei Unterrichtsmethoden und unzureichende Unterstützung für spezielle Ausbildungserfordernisse. Der Zugang zur Arbeit kann z. B. erheblich dadurch eingeschränkt sein, daß zu lange und in zu hohem Tempo durchgezogene Sitzungen nicht den Bedürfnissen des aphasischen Kollegen angepaßt werden. Einstellungsabhängige Hindernisse ergeben sich aus den Reaktionen anderer Menschen, die von Mitleid bis zu Vorurteilen reichen können. Informationsrelevante Hindernisse treten auf, wenn Menschen mit einer Aphasie nicht jene Informationen erhalten, die sie eigentlich brauchen, oder wenn diese in einer unverständlichen Weise präsentiert werden.

Die Erfahrungen der aphasischen Menschen, die an dieser Studie teilgenommen haben, zeigen, wie sie mit den elementaren Hindernissen, die sich ihnen in den Weg gestellt haben, jeweils umgegangen sind. Sie sprachen auch darüber, wie man solche Hindernisse vermeiden kann: ein Lehrer, der Arbeitsblätter aushändigt, statt zu erwarten, daß seine Zuhörer Notizen machen, ein Arzt, der sich für die Beratung eines aphasischen Menschen Zeit und ihn ernst nimmt, eine Broschüre, die klar und deutlich formuliert ist, ein Sozialarbeiter, der nach den besten Kommunikationsmöglichkeiten sucht.

Wie können die grundlegenden Behinderungen für aphasische Menschen behoben werden?

Umgebungshindernisse
Unterrichtung und Information der nichtaphasischen Menschen (einschließlich der Gesundheitspflege-, Sozialfürsorge- und ehrenamtlichen Dienstleistungen), damit sie:
1. sich des Bedürfnisses bewußt werden, eine aphasiefreundliche Umgebung zu entwickeln,
2. ihre geschriebene und gesprochene Sprache verändern, um den Erfordernissen der aphasischen Menschen gerecht zu werden,
3. den Begegnungen mit aphasischen Menschen ausreichend Zeit widmen.

„Normale Leute sollten alle gleich unterrichtet werden ... damit sie sich bewußt werden, was von Leuten wie mir zu erwarten ist."

Strukturelle Hindernisse
Unterrichtung und Information aller Personen, die Dienstleistungen gewährleisten und organisieren, damit sie:
1. sich der veränderlichen Bedürfnisse und Erfordernisse aphasischer Menschen bewußt werden,
2. angemessene und adäquate Dienstleistungen und Ressourcen bereitstellen, um diese Bedürfnisse zu befriedigen,

„Sie können es nicht sehen, wie sollen sie es dann wissen?"...

> 3. Verantwortung für aphasische Menschen übernehmen,
> 4. einen kommunikativen Zugang zu Arbeit und Ausbildung entwickeln, z. B. durch Umstrukturierung von Meetings, leichtere Verständlichkeit von Tagesordnungspunkten und Vorträgen, Alternativen zur schriftlichen Mitarbeit.
>
> *„Ich denke, sie sollten entscheiden, daß vielleicht in drei Monaten oder sechs Monaten oder einem Jahr oder vielleicht in zwei Jahren nochmals überprüft wird, damit die Leute wieder eine Hoffnung erhalten."*
>
> **Einstellungsabhängige Hindernisse**
> 1. Unterrichtung und Information der nichtaphasischen Menschen (einschließlich der Gesundheits-, Sozialfürsorge- und ehrenamtlichen Dienstleistungen) über die Natur und die Folgewirkung der Aphasie.
> 2. Hinterfragen von negativen, herablassenden und vorurteilsbehafteten Einstellungen.
> 3. Fördern eines Bewußtseins für die Hindernisse, mit denen aphasische Menschen konfrontiert sind.
>
> *„Einigen Leuten ist das egal. Andere wollen es nicht wissen. Sie haben Angst; ich denke, sie haben Angst, daß es ihnen auch passiert. Ja, ich denke, deshalb ist das so. Es ist wie Krebs, Krebs. Viele Menschen haben Angst vor Krebs, weil sie an andere denken, und weil sie vielleicht denken, sie könnten selbst davon betoffen sein. — Du redest mit ihnen und sie möchten weggehen. Sie möchten nicht bleiben und mit dir sprechen. — Mir ist das jetzt egal. Wenn sie scheinbar so sind ... verstehen sie nicht, daß ich ihnen gerade erzähle, was geschehen ist, und dann ist es ja vielleicht ganz gut so. Ich sage: 'Ich kann nicht sprechen. Ich hatte ... ich hatte einen Schlaganfall. Sprechen Sie bitte langsamer.'"*
>
> **Informationsbezogene Hindernisse**
> Unterrichtung der Personen, die für die Gewährleistung von Informationen zuständig sind, damit sie:
> 1. ein Verständnis für die Natur und Auswirkungen der Aphasie entwickeln,
> 2. verstehen, daß die Informationen für aphasische Menschen mit der Zeit an ihre Entwicklung angepaßt werden müssen,
> 3. die Form ändern, in der sie Informationen darstellen, damit sie verständlich wird,
> 4. Informationen auf unterschiedliche Art und Weise und in verschiedenen Sprachen vorstellen.
>
> *„Alle Informationen sollten in einem Paket gesammelt werden."*

Die Teilnehmer dieser Studie haben die klaren Vorstellungen darüber, wie die Hindernisse, mit denen sie konfrontiert sind, entfernt werden könnten, in erster Linie während des Prozesses entwickelt, andere Menschen über ihre Aphasie zu unterrichten. Sie spüren allerdings, daß die Aufgabe, andere herauszufordern und weiterzubilden, oft ihre Fähigkeiten übersteigt, weil dies von ihnen gerade das erfordert, was durch ihre Störung geschädigt ist, nämlich ihre Sprache. Eine allgemein geäußerte Ansicht besagt jedoch, daß andere Menschen, auch die in der Gesundheitspflege und in den Sozialdiensten Tätigen, einfach nicht daran interessiert sind, zu lernen, was eine Aphasie wirklich bedeutet. Sie möchten es schlichtweg nicht wissen. Dazu kommt noch, daß aphasische Menschen eine zutiefst pessimistische Ansicht über die politischen und ökonomischen Kräfte haben, die mögliche Entwicklungen blockieren.

„Die Regierung hat nicht viel Geld. Nicht zu beenden, aber tut uns leid, können nichts tun. Bis später, solche Dinge. Und dann ein anderes Schlaganfallopfer kriegt solche Dinge."

Stephen

„Ist gestrichen. Gestrichen. Gibt's nicht mehr. Gibt's nicht mehr."

Fred

Betrachtet man die Aphasie unter dem Gesichtspunkt, welche Einschränkungen sie einerseits auferlegt und welche Hindernisse sich andererseits aus ihr ergeben, dann ist es leicht nachzuvollziehen, daß diese beiden Sichtweisen sehr unterschiedliche Bedeutungen und Auswirkungen haben können. Ein und dasselbe Problem kann in ganz unterschiedlichem Licht betrachtet werden, je nachdem, welchen Standpunkt man einnimmt. So kann etwa eine Person, die, um mit ihrem Hausarzt zu kommunizieren, einen mühseligen Kampf ausficht, dies als ihren eigenen Fehler empfinden: Sie hat eben nicht genug gearbeitet, um ihr Sprachvermögen zu verbessern, und hat dabei versagt, ihre Schwierigkeiten zu überwinden. Andere aphasische Menschen, die sich in einer ähnlichen Situation befinden, sind demgegenüber auf ihren Allgemeinarzt wütend, weil er ihnen nicht genügend Zeit für ein Beratungsgespräch einräumt oder weil er sich keine Mühe gibt, mit ihnen gemeinsam herauszufinden, wie man die Kommunikation verbessern könnte.

Die Berücksichtigung der grundsätzlichen Hindernisse hilft, die Schwierigkeiten, auf die aphasische Menschen stoßen, aus einer anderen Perspektive zu betrachten. Wenn die Probleme auf unterschiedliche Weise wahrgenommen werden, ergeben sich auch neue Lösungen. Doch einige Aspekte der Aphasie können einfach nicht in Zusammenhang mit Hindernissen gebracht werden. Welches Hindernis hätte zum Beispiel für Fred entfernt werden können, um seinen Wunsch zu erfüllen, bei der Hochzeit seiner Tochter eine Rede zu halten? Fred löst dieses Problem, indem er seinen Schwager bittet, an seiner Stelle die Rede zu halten, doch dies läßt natürlich nicht den schmerzhaften Umstand vergessen, daß er diese höchst persönliche und symbolische Aufgabe eigentlich selbst ausführen wollte. Andere Beispiele für Schwierigkeiten, die sich nicht in die Rubrik Hindernisse einordnen lassen, werden im folgenden aufgeführt; Menschen mit einer Aphasie beschreiben:

„Sie können es nicht sehen, wie sollen sie es dann wissen?"...

- sich unfähig zu fühlen, einen persönlichen und privaten Brief an einen Verwandten oder Freund zu schreiben;
- sich unfähig zu fühlen, mit dem Hausarzt der Familie eingehend und detailliert über die Drogenabhängigkeit der Tochter zu diskutieren;
- sich unfähig zu fühlen, mit einem Sohn zu sprechen, der in der Schule schikaniert wird, ihm zum Trost die richtigen Worte zu sagen, sinnvolle Vorschläge zu machen und das Problem mit einem Lehrer zu diskutieren;
- sich unfähig zu fühlen, sich auf ein konkretes Thema zu konzentrieren;
- sich unfähig zu fühlen, ein Buch zu lesen;
- sich unfähig zu fühlen, einem leidenden Partner oder Freund verbalen Trost zu spenden;
- auf Hilfe von anderen warten zu müssen, um einen Scheck auszufüllen;
- auf Klatsch und Tratsch verzichten zu müssen;
- sich unfähig zu fühlen, Nachforschungen und Beschwerden selbst zu erledigen;
- keine Geheimnisse mehr haben zu können, weil man z. B. Hilfe beim Kauf jedes Geburtstagsgeschenks braucht;
- unfähig zu sein, mit dem täglichen Kleinkrieg mit einem Nachbarn fertig zu werden;
- unfähig zu sein, einen Witz zu erzählen oder einen humorvollen Einwurf in eine Unterhaltung einfließen zu lassen;
- dem Verlauf und den Details einer Diskussion oder Unterhaltung nicht folgen zu können.

Schwierigkeiten wie diese mögen auf den ersten Blick unbedeutend oder trivial erscheinen, vielleicht weil sie nicht die Vermittlung wichtiger Informationen oder die elementare Kommunikation über Bedürfnisse, Erfordernisse und Gefühle betreffen. Doch sie zeigen, wie sehr eine Aphasie die Nuancen und die Subtilität einer Kommunikation behindert und wie viel der durch die Benutzung der Sprache verinnerlichten Freude verlorengehen kann. Noch wichtiger ist die Erkenntnis, daß der Sprachverlust zu einem Verlust der Kontrolle über die Aufrechterhaltung von Beziehungen und über ein Gleichgewicht in Unterhaltungen, bei der Organisation der persönlichen Zeit und bei der Hilfe und Unterstützung durch andere führen kann. Einige aphasische Menschen kommentieren, daß der Sprachverlust in ihnen ein Gefühl der Ohnmacht auslöst. Sie werden durch die Natur der Aphasie als solche behindert.

8.8 „Ich gehöre doch nicht dazu." – Aphasie und die Behindertenbewegung

Menschen, die unter einer Aphasie leiden, teilen eine ganze Reihe von Problemen mit anderen Behinderten. Dazu gehören das Gefühl der Ausgrenzung, die Ambivalenz manchmal unsichtbarer Störungen, der Wunsch, alle Hindernisse und Hürden zu beseitigen, oder ein Gefühl der Skepsis, zu welchen Verbesserungen eine Ausbildung und Bewußtseinsstärkung in Wirklichkeit führen kann. Kürzlich haben Mitglieder der Behindertenbewegung in Großbritannien darauf hingewiesen, wie wichtig es ist, sich mit anderen zusammenzuschließen und eine starke kollektive Identität zu entwickeln. Obwohl es innerhalb der Bewegung häufig Konflikte und Unstimmigkeiten gibt, unterstützen sich viele Menschen gegenseitig, selbst wenn sie unter ganz verschiedenen Störungen leiden. Gemeinsam erkennen sie die Hindernisse, die sich ihnen allen stellen, und sie machen sich an die Arbeit, diese abzubauen.

Doch trotz der Tatsache, daß sie vom gleichen Schicksal getroffen worden sind, schließen sich aphasische Menschen selten zusammen, um ihre gemeinsamen Probleme zu diskutieren. Sie bringen zum Ausdruck, daß sie zu den Behinderten doch nicht dazugehören und daß die Aphasie als Krankheit so schlecht verstanden wird. Ein Grund hierfür könnte darin zu finden sein, daß die Entwicklungen innerhalb der Behindertenbewegung weitgehend durch Bemühungen der behinderten Menschen selbst vorangetrieben wurden, die ihre eigene Sprache benutzen können, um zu fragen, zu diskutieren, zu streiten, zu debattieren und zu widersprechen. Die Themen und die Fragen sind in Sitzungen, Interviews, Aufsätzen, Büchern, Zeitungen und Artikeln erörtert worden. Alles Faktoren, die vom Gebrauch der schriftlichen und mündlichen Sprache abhängen, welche selbst oft genug abstrakt und komplex sein kann. Dies bedeutet, daß derartige Theorien und Kampagnen über Behinderungen jenen Menschen, die unter einer Sprachstörung leiden, weitgehend unzugänglich bleiben. Die Diskussion über Behinderungen ist womöglich selbst noch zu einem weiteren Hindernis geworden, das die Isolation der Menschen mit einer Aphasie zusätzlich verstärkt.

„Die Sprachschwierigkeit behindert am allermeisten."

Kiran

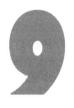# „Ich bin es leid, mich zu entschuldigen." – Lernen, mit der Aphasie zu leben

Die Darstellungen in dieser Studie dokumentieren nicht nur die Schwierigkeiten und Kämpfe, sondern auch die Bemühungen der Betroffenen, zu lernen, mit einer Aphasie zu leben. Die aphasischen Menschen sprechen über die Möglichkeiten, wie sie den Verlust der Sprache bewältigen, welche Strategien sie dazu einsetzen und wie sie den Geschehnissen einen Sinn geben. Betrachtet man all die unterschiedlichen Erzählungen, so läßt sich eine Reihe grundlegender Prinzipien erkennen. Sie werden nicht explizit formuliert, sondern sind in die verschiedenen Erfahrungsberichte eingebunden und damit verwoben. Dieses letzte Kapitel soll nun einige dieser Prinzipien herausfiltern, in der Hoffnung, daß sie für andere Menschen hilfreich sein können, die plötzlich mit dem Verlust der Sprache konfrontiert sind.

Lernen, mit einer Aphasie zu leben

■ Versuchen Sie, zu verstehen, was eine Aphasie ist und welche Bedürfnisse und Erfordernisse sie hervorruft.

„Sprache ist das, was die Welt zu dem macht, was sie ist. — Wenn mein Arm fehlt oder mein Bein, weiß ich, daß mein Arm oder Bein fehlt, und ich trauere darum. Aber wenn es deine Welt ist ... dein Verständnis von der Welt."

■ Versuchen Sie, andere Menschen zu finden, die sich in der gleichen Situation befinden, und arbeiten Sie mit ihnen zusammen, um eine kollektive Identität zu entwickeln.

„Laß uns doch ehrlich sein und laß uns damit umgehen und versuchen, einander soviel wie möglich zu helfen."

■ Arbeiten Sie zusammen, um die Hindernisse und Barrieren zu bestimmen und aufzudecken.

> „Wir schließen uns alle zusammen. Wir wissen doch, daß die Leute am Anfang nur mit denen sprechen, die den Rollstuhl schieben, und nicht zu uns. Ich glaube, wir sind alle wütend darüber."
>
> ■ Entwickeln Sie eine starke, aphasische, persönliche Identität.
>
> „Ich mußte um den Respekt vor mir selbst kämpfen. Ich bin es nämlich leid, mich ständig zu entschuldigen. Ich will das nicht mehr sagen. Es tut mir nicht leid."
>
> ■ Fordern Sie andere dazu auf, die Verantwortung für diese Prozesse gemeinsam mit Ihnen zu tragen.
>
> „Ich will mein Leben in einer Gesellschaft neu gestalten, die eine Verantwortung für mich übernimmt und für die auch ich eine Verantwortung habe."

9.1 Die Natur einer Aphasie und die von ihr auferlegten Bedürfnisse und Erfordernisse verstehen

Viele aphasische Menschen betonen, daß es ungeheuer wichtig sei, die enorme Tragweite dessen zu verstehen und anzuerkennen, was mit ihrer Sprache geschehen ist. Das bedeutet, die Aphasie und alle von ihr verursachten Folgeerscheinungen verstehen zu lernen. In diesem Prozeß scheint besonders wichtig zu sein, die Ursache und die Natur der Aphasie und die bestehenden Zukunftsaussichten richtig einzuschätzen. Dieser Prozeß kann viele Jahre dauern, in denen der aphasische Mensch all die Erfahrungen durchlebt, welche die verschiedenen Aspekte der Aphasie ihm abfordern, wenn er begreift, welche Maßnahmen möglich sind und welche nicht, und wenn er lernt, welche Unterstützung erforderlich ist.

„Die Sprache ist meistens in Ordnung, wird aber schlechter, wenn ich müde oder in stressigen Situationen bin. Ich kann die meisten Dinge lesen, aber nach zehn Minuten kann ich nur noch sehen, aber nicht mehr verstehen, was ich da lese. — Ich kann kleine Stückchen und Ausschnitte lesen, aber ich könnte nie ein ganzes Buch lesen. Das würde mich zu sehr ermüden. Die Arbeit in den Kursen, die wir machen müssen, besteht in einem Aufsatz alle zwei oder drei Wochen, damit wir es nicht so schwer haben. Ich kann das immer nur eine halbe Stunde lang. Ich kann es nicht an einem Stück machen. Man muß mit sich selbst streng sein, um sich eine halbe Stunde hinzusetzen und konzentriert arbeiten zu können."

Trevor

9.2 Andere Betroffene finden und eine kollektive Identität entwickeln

Viele aphasische Menschen betonen die Bedeutung des Kontaktes mit anderen Menschen, die sich in der gleichen Situation befinden. Die konstruktive Natur der Begegnungen mit anderen, die in der gleichen Situation sind, läßt sich in jedem dieser Kontakte spüren, selbst in solchen, bei denen die Betonung vorrangig auf Behandlung, Heilung und Pflege liegt. Die Aphasie kann dazu führen, daß sich Menschen isoliert und ausgeschlossen fühlen. Aphasische Menschen benötigen deshalb Gelegenheiten, sich mit anderen aus allen nur möglichen Anlässen heraus zu treffen.

„Wenn ich sie ansehen ... war da ... Wir können uns verstehen, ganz einfach. Weil wir im gleichen Boot sitzen. — Die wichtige Sache war ... du mußt kein Wort sagen. Es war klasse. Ich weiß nicht, warum ich mich so wunderbar gefühlt habe ... Ich vermute, deswegen. Ich weiß, daß sie ... er ... waren genau wie ich."

Kiran

9.3 Hindernisse erkennen und abbauen

Einige aphasische Menschen werden mit einem Gefühl der Beschämung konfrontiert, das sie wegen ihrer Sprachstörung empfinden. Sie fragen sich jedesmal, wie weit sie sich selbst die Schuld zu geben haben, wenn etwas in ihren Interaktionen mit anderen falsch abläuft. Dies bedeutet, über all die Probleme nachzudenken, die im Alltag auftreten, um möglichst herauszufinden, welche Hürden bestehen und wie sie beseitigt werden können. Kann der Gesprächspartner nicht langsamer sprechen? Kann ein Text nicht einfacher und verständlicher formuliert werden? Wenn er lernt, seine Aphasie auf diese Weise zu betrachten, bedeutet dies auch, daß der aphasische Mensch die Probleme dadurch anpackt, daß er nach außen statt nur in sich hinein blickt.

„Wenn sie scheinbar nicht verstehen, erzähle ich ihnen einfach, was passiert ist, und dann ist es nicht mehr so schlimm. — Ich hatte einen Schlaganfall. Sprechen Sie langsam. Langsamer, weil, wenn jemand spricht, verstehe ich nicht immer die ersten Worte."

Rob

„Man muß sie erziehen, anders zu denken. Wenn da jemand ist, der in so einer Weise eingeschränkt ist, heißt das nicht, daß er weniger intelligent oder inkompetent ist."

Rebecca

9.4 Eine starke, persönliche aphasische Identität entwickeln

Mit der Entwicklung einer starken aphasischen Identität ist die innere Arbeit gemeint, die ein aphasischer Mensch vollbringt, wenn er ein neues Ich-Gefühl entwickelt. Es bedeutet, die Einschränkungen zu verstehen, die durch die Aphasie auferlegt werden, allerdings auch die persönlichen Stärken und Kompetenzen anzuerkennen. Die Betroffenen müssen akzeptieren, daß sie unter einer Aphasie leiden, doch haben sie auch viel zu bieten. Viele sehen gar keine Notwendigkeit mehr, sich für irgend etwas zu entschuldigen.

„Es ist Vertrauen, es ist alles Vertrauen. — Wenn ich zuerst ... schäme ich mich über alles, wissen Sie. — Vielleicht werden die Jahre vergehen und meine Aphasie ... ich meine, ich habe immer noch eine Aphasie, natürlich, aber es scheint nichts mehr auszumachen. Mein Verlust ist nicht mehr so groß. Also, wenn sie ein paar Wörter auslassen, das ist wirklich nicht mehr schlimm. — Ich bin nun einer der Zuhörer auf dieser Welt. Ich gehöre nicht mehr zu den Sprechern."

Judith

9.5 Von anderen erwarten, die Verantwortung gemeinsam zu tragen

Die Darstellungen dieser Studie unterstreichen die zentrale Bedeutung, alle Sorgen und Verantwortlichkeiten, die durch die Aphasie entstehen, mit anderen Menschen zu teilen. Sie verdeutlichen recht eindringlich das Stigma und die Isolation, die auftreten können, wenn ein aphasischer Mensch nur noch in sich hineinhorcht, um Erklärungen und Lösungswege zu finden. Jenen aphasischen Menschen, die Verbündete und Fürsprecher gefunden haben, ist dies gelungen, indem sie zahlreiche persönliche Ressourcen eingebracht haben, zum Beispiel Ehrlichkeit und Bestimmtheit. Die besondere Natur der Aphasie bedeutet allerdings, daß dies keinesfalls einfach oder banal ist. Der

Prozeß kann erleichtert werden, wenn nichtaphasische Personen von sich aus auf die an einer Aphasie erkrankten Menschen zugehen und sie mit Respekt und Fairneß und unter Wahrung all ihrer Rechte behandeln, statt sich zu stark auf die Frage von Heilung und Pflege zu konzentrieren.

„Keiner wird dir helfen, wenn du nicht fragst. Wenn du nicht fragen kannst, was stimmt — du kannst nicht immer fragen — vielleicht kannst du nicht sprechen, also hängst du in der Luft. Da muß irgendwo ein Freund sein. Du mußt irgendwo auf dieser Erde einen Freund haben. Du kannst dich nicht ganz auf dich selbst verlassen."

Alf

Natürlich erleben viele Menschen tiefe Gefühle der Traurigkeit, der Wut und des Bedauerns über ihre Aphasie, die manchmal sogar jeden Genesungsfortschritt untergraben können. Die in dieser Studie aufgeführten Darstellungen zeigen jedoch, daß es durchaus möglich ist, auch einen persönlichen Gewinn aus der Erfahrung des Sprachverlustes zu ziehen. Dies kann auf verschiedene Weise erfolgen. Beispielsweise kann die Aphasie einen Anreiz geben, bei der Arbeit oder im Studium eine neue Richtung einzuschlagen. Manche erleben auch, daß die Tatsache, an einer Aphasie erkrankt zu sein, ihnen die Gelegenheit eröffnet hat, sich intensiver auf jene Dinge zu konzentrieren, die sie wirklich mögen und die wirklich wichtig für sie sind, z. B. persönliche Beziehungen. Andere erkennen, daß die Aphasie ihr Leben bereichert und ihnen die Chance gegeben hat, neue Fähigkeiten zu entwickeln, und ihnen Kontakte zu Menschen verschafft hat, die sie sonst nie kennengelernt hätten.

Während man auf solche Gewinne und Vorzüge hinweisen kann, besteht doch die Gefahr, daß man die Möglichkeiten, wie ein Mensch mit seiner Aphasie zurechtkommen und das Beste daraus machen kann, als zu einfach betrachtet. Es kann verführerisch sein, die heroischen Qualitäten von Menschen zu betonen, die eine positive Sichtweise ihrer Aphasie entwickelt haben, und davon auszugehen, sie hätten im großen und ganzen ihre Schwierigkeiten überwunden. Man darf sich jedoch auf keinen Fall der Tatsache verschließen, daß das Leben mit einer Aphasie ein täglicher Kampf ist. Aphasische Menschen erkennen aufgrund ihres früheren Wissens und ihrer Erfahrungen, daß sie bei den Planungen für ihre Zukunft vor großen Hindernisse stehen. Sie werden in eine unsichere und oft feindselige Welt gestoßen, die sie immer wieder mit ihrer Verletzlichkeit konfrontiert und sie dazu zwingt, ihr altes Ich-Gefühl in Frage zu stellen und es neu zu definieren. Sie können sich dabei isoliert, verletzlich, ausgeschlossen und ohnmächtig fühlen. Doch in gewisser Weise bietet die Erfahrung der Aphasie, so hart und grausam sie sein mag, auch die Chance zu einem Neubeginn. Aphasische Menschen haben auf einmal die Gelegenheit, in sich hineinzuschauen und mit ihrem eigenen Ich konfrontiert zu sein, wie es ist, wobei wegen der eingeschränkten Sprachfähigkeit alle Äußerlichkeiten und Geschäftigkeiten aus ihrem präaphasischen Leben entfernt sind. Aus dieser Perspektive betrachtet, bedeutet die Aphasie nicht das Ende, vielmehr kann sie die Chance für einen neuen Anfang bieten.

„Es ist ein ganz neuer Anfang. Neues Leben, wirklich!"

Anhang

Projektbeschreibung

Zum Hintergrund des Projektes

Das Aphasie- und Behindertenprojekt fand von März 1994 bis September 1996 statt. Das Projekt wurde finanziell von der Joseph Rowntree Foundation unterstützt. Es wurde von der Abteilung für Klinische Kommunikationsstudien an der City University in London, Großbritannien, durchgeführt. Das Forschungsteam bestand aus zwei aphasischen Mitarbeitern und zwei Sprech- und Sprachtherapeuten, die mit vereinten Kräften das Projekt entworfen, durchgeführt und verbreitet haben. Sie wurden durch zwei Beratungsgremien unterstützt, von denen sich eines aus aphasischen Personen und das andere aus akademischen, klinischen und professionellen Spezialisten zusammensetzte. Beide Gruppen brachten Vorschläge, Feedback und Ratschläge in regelmäßigen Intervallen im Verlauf des Projektes ein. Ein Berater bildete die Forscher in der Anwendung qualitativer Forschungsmethoden aus, leitete sie an und überwachte die Analyse der Projektdaten.

Die Idee für dieses Projekt stammt im wesentlichen aus drei Quellen. Aktuelle Entwicklungen in der Soziologie der Krankheiten stellen einen der wesentlichen Einflüsse dar. Diese betonen, wie wichtig das Verständnis der inneren Darstellung eines chronischen Zustands ist, statt ihn nur aus einer professionellen Perspektive zu beleuchten. Ein weiterer Einfluß findet sich in den Entwicklungen der Diskussion im Bereich Behinderung, die neue Denkweisen über die Ursachen und die Natur von Behinderungen und eine Reflexion über den Prozeß und die Forschungsprinzipien anregt. Drittens war, trotz der Tatsache, daß die Aphasie bereits extensiv studiert worden ist, klar, daß die Erfahrung des Lebens mit einer Aphasie langfristig betrachtet bisher nur unzureichend geklärt ist. Unter Berücksichtigung dieser Einflüsse wurde das Projekt mit zwei Hauptzielen entworfen. Erstens sollte es die langfristigen Auswirkungen der Aphasie erforschen, sowohl in Bezug auf die Konsequenzen für das Leben der aphasischen Menschen als auch in Bezug darauf, wie sie von ihnen wahrgenommen und verstanden wird. Zweitens zielte das Projekt darauf ab, die behindernde Natur der Aphasie zu untersuchen.

Anhang

Die Methodologie des Projektes

Unter Berücksichtigung der Ziele und des Inhalts des Projekts wurde entschieden, daß eine qualitative Methodologie am besten geeignet ist, um die langfristigen Konsequenzen und die Bedeutung der Aphasie zu untersuchen. Detaillierte Interviews entsprechen einer qualitativen Methode, die die Erfahrungen, Ansichten und Perspektiven der Menschen untersucht, auf die sich die jeweilige Forschung richtet. Trotz der zahlreichen Schwierigkeiten, die mit Sicherheit beim Interview von Menschen mit Kommunikationsstörungen auftreten würden, beurteilte man die Methode als die für den Zweck dieser Studie am besten geeignete, da sie vortreffliche Möglichkeiten bietet, das Innere der Erfahrung dieser Erkrankung zu erfassen. Detaillierte Interviews ermöglichen es auch, daß wichtige Themen und Fragen vom Interviewpartner angeschnitten und vom Forscher genau hinterfragt werden. Dies birgt die Möglichkeit zur tiefgehenden Untersuchung relevanter Themen, und zwar anhand der Begriffe und Sprache der Menschen, die an den Interviews teilnehmen. Die Flexibilität dieser Methode bedeutet, daß die Menschen, die Kommunikationsschwierigkeiten und vielleicht Probleme haben, auf Standardfragen zu antworten, die Gelegenheit erhalten, ihre Erfahrung zu beschreiben und ihre Ansichten und Sorgen auf ihre eigene Weise auszudrücken. Flexibilität einer Methode heißt jedoch nicht, daß sie unsystematisch ist. Dieses Projekt war zu jedem Zeitpunkt methodologisch fundiert und gründlich geplant — im Entwurf, bei der Stichprobe, Durchführung und Analyse.

Die Teilnehmer

Um sicherzustellen, daß die langfristigen Folgewirkungen der Aphasie beschrieben wurden, entschieden die Forscher, daß die Stichprobe ausschließlich mit Teilnehmern durchgeführt wurde, die seit mindestens 5 Jahren an einer Aphasie litten. Nur 2 Teilnehmer lagen knapp unter dieser Grenze. Ein Teilnehmer war seit 18 Jahren aphasisch, konnte sich an die Erfahrung des Schlaganfalls und den Beginn seiner Aphasie jedoch noch minutiös, sehr lebhaft und detailliert erinnern. Man entschied auch, Menschen auszuschließen, die eine Aphasie infolge anderer Ereignisse als durch einen Schlaganfall entwickelt hatten (z. B. Kopfverletzungen oder eine progressive Neuropathie) oder die in Pflegeeinrichtungen lebten.

Nach dem Festlegen dieser Kriterien wurden die Teilnehmer aus drei Quellen ausgewählt: aus Krankenhausberichten, aus Berichten aus Sprech- und Sprachtherapien und anhand von Berichten ehrenamtlicher und karitativer Verbände. Die ethische Zustimmung zu diesem Projekt wurde in dem jeweiligen Krankenhausdistrikt oder in den zuständigen Stiftungen eingeholt, bevor die Informationen an die potentiellen Teilnehmer geschickt wurden. Mit

Anhang

denen, die ihre Bereitschaft zur Teilnahme an der Studie bekundeten, wurde dann telefonisch oder brieflich Kontakt aufgenommen und ein Termin vereinbart. In den meisten Fällen wurden die Teilnehmer zu Hause interviewt. Fünfzig aphasische Teilnehmer nahmen an dem Projekt teil. Sie wurden gezielt ausgewählt, um eine große Bandbreite an Charakteristika und Umständen zu repräsentieren, die im folgenden näher beschrieben werden.

Geschlecht. Die Stichprobe bestand aus 21 Frauen und 29 Männern.

Alter. Die Stichprobe wurde ausgewählt, um sicherzustellen, daß die Erfahrung von jungen und älteren aphasischen Menschen dargestellt wurde. Der jüngste Teilnehmer war 26 Jahre und der älteste 92 Jahre alt. Die Altersverteilung und die Anzahl der Teilnehmer in jeder Altersstufe setzten sich folgendermaßen zusammen:
- unter 45 Jahren: 8
- 46–54 Jahre: 21
- 65–74 Jahre: 16
- über 75 Jahre: 5.

Ausprägung der Aphasie. Ein Drittel der Stichprobe setzte sich aus Menschen mit einer schweren oder gravierenden Aphasie zusammen, die ihre Fähigkeit, an Unterhaltungen teilzunehmen, beträchtlich einschränkte. Sie wurden gebeten, an der Studie teilzunehmen, weil man überzeugt war, daß ihre Erfahrung wichtig war und sie nicht ausgeschlossen werden sollten. Diese Interviews waren teilweise schwierig und verlangten vom Interviewer, daß er seine Art der Befragung änderte und verschiedene Kommunikationsformen einsetzte. Wenn ein Mensch starke Verständnisprobleme hatte, war es jedoch manchmal nicht möglich, fortzufahren. Es war aber oft schwierig, im voraus zu sagen, ob eine Person zur Teilnahme fähig sein würde oder nicht. Dies wurde von den Interviewern bei jeder Gelegenheit durch eine Reihe erklärender Bemerkungen und Fragen beurteilt. Die übrige Stichprobe bestand aus Personen, deren Aphasie weniger stark ausgeprägt war.

Lebensumstände. Ungefähr ein Drittel der Teilnehmer lebte allein. Die übrigen wohnten mit ihrer Familie zusammen.

Körperliche Behinderung. Ungefähr die Hälfte der Teilnehmer litt infolge des Schlaganfalls zusätzlich zu ihrer Aphasie unter anderen schweren körperlichen Einschränkungen.

Lokalisierung. Die Teilnehmer wurden aus verschiedenen städtischen und ländlichen Gebieten in ganz Großbritannien ausgewählt.

Ethnische Komponenten. Die Teilnehmer wurden so ausgewählt, daß die Erfahrungen von Menschen aus verschiedenen ethnischen Gruppen berücksichtigt werden konnten.

Themenrichtlinien. Es wurden Richtlinien für die Themen festgelegt, um zu gewährleisten, daß systematisch bestimmte Themen in den Interviews behandelt wurden. Obwohl die Interviewer den Richtlinien folgen sollten, wurden sie auch ermutigt, sich flexibel den Kommunikationsbedürfnissen und -fähigkeiten jedes Teilnehmers anzupassen.

Zu den Richtlinien gehörten folgende Themen:
- persönliche Informationen und Fragen zum Haushalt,
- Strukturen der täglichen Aktivitäten und Beschäftigungen,
- die Erfahrung mit dem Schlaganfall,
- erste Wahrnehmungen der Aphasie,
- die Auswirkungen der Aphasie auf Arbeit, Ausbildung, Finanzen, Freizeitaktivitäten und persönliche Beziehungen,
- die Erfahrung und Evaluation der Gesundheits-, Sozialfürsorge-, Wohlfahrts- und ehrenamtlichen Dienstleistungen,
- Informationsbedürfnisse und -zugänglichkeit,
- persönliches Verständnis von der Aphasie,
- die behindernde Natur der Aphasie.

Die Forscher erhielten ein Training in detaillierten Interviewtechniken und die Unterstützung eines ausgebildeten Interviewers. Es wurden drei Pilotinterviews durchgeführt.

Analyse der Informationen aus den Interviews

Jedes Interview wurde mit Erlaubnis des Interviewten mit einem Kassettenrekorder aufgenommen und anschließend verbal transkribiert. Zu jedem Zeitpunkt wurden der Vertraulichkeit und Anonymität höchste Priorität eingeräumt. In diesem Buch und auch in anderen Formen der Verbreitung von Informationen wurden die Namen und einige persönliche Details verändert, um die Vertraulichkeit zu wahren. Die in den Interviews angesprochenen Themen wurden klassifiziert und indexiert. Anschließend wurden die Daten aus den individuellen Antworten, Themen und Fragen in Tabellen oder Matrizen strukturiert. Die abschließende Analyse des Materials aus den Tabellen zeigte die Reichweite und die Strukturen der Antworten auf jede Frage. Diese

Anhang

Methode der Datenanalyse aus detaillierten Interviews ist als Rahmenwerk-Methode bekannt und wurde von der Forschungsorganisation für soziale und kommunale Forschungsplanung entwickelt (Ritchie und Spencer, 1994)

Literatur

Ritchie, J., Spencer, L.: Qualitative data analysis for applied policy research. In: Bryman, A., Burgess, R. (Hrsg.): Analysing Qualitative Data. Routledge, London, 1994

Literaturverzeichnis (englisch)

Die folgenden Bücher und Artikel können von Nutzen sein, wenn Sie sich eingehender mit den Themen „Aphasie", „chronische Erkrankung" und "Behinderung" beschäftigen möchten. Die Aufstellung ist jedoch keinesfalls vollständig.

Action for Dysphasic Adults: National Directory: National Register of Language Opportunities for those with Dysphasia and their Families. ADA, London 1995
Anderson, R.: The Aftermath of Stroke. University Press, Cambridge 1992
Bury, M.: The sociology of chronic illness: a review of research and prospects. In: Sociology of Health and Illness 13(4):452–468, 1991
Disability Alliance: Disability Rights Handbook. Disability Alliance Educational and Research Associations, London 1995
Edelman, G.; Greenwood, R. (Hrsg.): Jumbly Words and Rights where Wrongs should be: the Experience of Aphasia from the Inside. Far Communications, Kibworth 1992
French, S. (Hrsg.): On Equal Terms: Working with Disabled People. Butterworth-Heinemann, Oxford 1994
Hales, G. (Hrsg.): Beyond Disability — Towards an Enabling Society. Sage, London 1996
Holland, A.; Forbes, M. (Hrsg.): Aphasia Treatment: World Perspectives. Chapman & Hall, London 1993
Jordan, L.; Kaiser, W.: Aphasia — a social Approach. Chapman & Hall, London 1996
Kagan, A.; Gailey, G.: Functional is not enough: training of conversation partners for aphasic adults. In: Holland, A., Forbes, M. (Hrsg.): Aphasia Treatment: World Perspectives. Chapman & Hall, London 1993
King's Fund Forum on Stroke: The Treatment of Stroke: Consensus Statement. King Edward's Hospital Fund for London, London 1988
Kleinman, A.: The Illness Narratives. Basic Books, Harvard 1988
Lisle, R.: When Granny Couldn't Speak. ADA, London 1996
Marshall, J.; Carlson, E.: How to Help the Dysphasic Person; Reihe. ADA, London 1993
Stroke Association Community Services: Dysphasic Support. The Stroke Association, London 1993
Swain, J.; Finkelstein,V.; French, S.; Oliver, M. (Hrsg): Disabling Barriers, Enabling Environments. Sage, London 1993

Literaturverzeichnis (deutsch)

Aphasie

Aphasie – Therapie in der Praxis: Lesen. Gustav Fischer, Stuttgart 1996
Aphasie – Therapie in der Praxis: Schreiben. Gustav Fischer, Stuttgart 1996
Aphasie – Therapie in der Praxis: Sprachverständnis. Gustav Fischer, Stuttgart 1996
Aphasie – Therapie in der Praxis: Verbaler und nonverbaler Ausdruck. Gustav Fischer, Stuttgart 1996
Birchmeier, Annette: Aphasie. Spiess, Berlin 1984
Drechsler, R.; Kölliker Funk, M.; Kaiser, G.: Informationsheft Aphasie – Sprachverlust. Schweizerische Arbeitsgemeinschaft für Aphasie. 1993 (3. Aufl.)
Franke, U.: Arbeitsbuch Aphasie. Gustav Fischer, Stuttgart 1996
Freud, S.: Zur Auffassung der Aphasie. Fischer, Frankfurt 1992
Franke, U.: Arbeitsbuch Aphasie. Gustav Fischer, Stuttgart 1996
Gruppentherapie bei Aphasie. Peter Lang, Frankfurt 1996
Höhle, B.: Aphasie und Sprachproduktion. Westdeutscher Verlag, Wiesbaden 1995
Jakobson, Roman: Kindersprache, Aphasie und allgemeine Lautgesetze. Suhrkamp, Frankfurt 1973
Klingenberg, G.: Das Verarbeiten von Texten bei Aphasie. Hochschulverlag, Freiburg 1997
Kotten, A.: Lexikalische Störungen bei Aphasie. Thieme, Stuttgart 1997
Krome, P.: Funktionale Kommunikationstherapie (FKT) bei globaler Aphasie. Centaurus, Pfaffenweiler 1989
Lenz, S.: Der Verlust. Deutscher Taschenbuch Verlag, München 1985
Lutz, L.: Das Schweigen verstehen. Springer, Berlin/Heidelberg 1996
Muckel, S.: Kategorienspezifische Wortfindungsstörungen bei Aphasie: Dissoziationen zwischen der Verfügbarkeit von Nomina und Verben. Lit, Münster 1998
Penke, M.: Die Grammatik des Agrammatismus. Niemeyer, Tübingen 1998
Schmidt-Heikenfeld, E.: Semantisches Sortieren bei Aphasie. Alano Herodot, Aachen 1987
Steiner, J.: Etwas vom Kurs abgekommen – Zur Behandlung von Textstörungen bei Aphasie. Leverkusen 1998
Tropp Erblad, I.: Katze fängt mit S an. Fischer, Frankfurt 1994

Schlaganfall

Diehm, C.: Schlaganfall - Vorsorge, Behandlung, Nachsorge. Midena, Augsburg 1998
Ernst, E.; Paulsen, H. F.: Schlaganfall. Zuckschwerdt, Germering 1989
Füsgen, I.: Schlaganfall. Vieweg, Wiesbaden 1995
Johnstone, M.: Der Schlaganfall-Patient. Gustav Fischer, Stuttgart 1992
Krämer, G.: Schlaganfall: Was Sie jetzt wissen sollten. TRIAS, Stuttgart 1997
Krämer, G.: Schlaganfall von A – Z. TRIAS, Stuttgart 1997
Kroker, I.: Sprachverlust.: nach Schlaganfall. Haug, Heidelberg, 1993
Mäurer, H. Ch.; Mäurer, R.: Der Schlaganfall. TRIAS, Stuttgart 1991
Mauritz, K. H.: Rehabilitation nach Schlaganfall. Kohlhammer. Stuttgart 1994
Melcher, W.; Kolominski-Rabas, P. L.: Hilfe nach dem Schlaganfall. Falken, Niedernhausen 1998
Nowak, J. A.: Leben nach dem Schlaganfall. Molden, Wien, 1998
Schrader, J.: Hypertonie und Schlaganfall. Arcis, Neubiberg 1997
Schütz, R. M.; Meier-Baumgartner, H. P.: Der Schlaganfall-Patient. Huber, Bern/Göttingen 1994
Sitzer, M.: Schlaganfall. Mosaik, München 1998
Soyka, D.: Schlaganfall. Gustav Fischer, Stuttgart 1995
Therapeutische Pflege nach Bobath (Video). Vincentz, Hannover 1992
Vollmer, H.: Herzinfarkt und Schlaganfall. Ehrenwirth, München 1995
Urbas, L.: Die Pflege eines Menschen mit Hemiplegie. Thieme, Stuttgart 1996
Zippel, Ch.: Schlaganfall. Ullstein, Berlin 1994

Adressenverzeichnis

Bundesverband für die Rehabilitation der Aphasiker e. V.
Georgstraße 9
50389 Wesseling
Tel.: 0 22 36/4 66 98
Fax: 0 22 36/8 31 76

Deutsche Schlaganfall-Liga e. V.
Carl-Bertelsmann-Straße 256
33311 Gütersloh
Tel.: 0 52 41/70 20 70

Körperbild und Körperbildstörungen

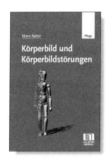

Salter
Körperbild und Körperbildstörungen

IV/1998. ca. 336 Seiten, 12 Abb., 4 Tab.
Format 14.5 cm x 21.5 cm, Softcover
ca. DM 64.00, SFr 58.00, öS 467.00
ISBN 3-86126-654-7

Mave Salter, eine erfahrene Pflegeexpertin legt mit dem Fachbuch Körperbild und Körperbildstörungen das grundlegende Werk zum Thema für professionell Pflegende vor. Sie beschreibt einfühlsam und auf aktuellen Forschungsergebnissen basierend, Veränderungen und Störungen des Körperbildes, die Personen durch eine Erkrankung oder Verletzung erfahren haben. Salter betont die Bedeutung der therapeutischen Beziehung und stellt sowohl die körperlichen wie auch die psychischen Folgen einer Veränderung des Körperbildes dar. Sie unterstreicht die besondere Rolle der Kommunikation, Beratung und sozialen Unterstützung in der akuten Phase und Langzeitphase dieses Gesundheitsproblems.

Das Buch beschreibt die Rolle der Pflegenden bei Körperbildstörungen, stellt Instrumente und Skalen zur Bestimmung von Körperbildveränderungen vor und berücksichtigt deren kulturelle Aspekte.

Im einzelnen werden Körperbildveränderungen bei Kindern, Behinderten und Frauen mit einer vollständigen oder teilweisen Brustamputation dargestellt; außerdem werden Körperbildstörungen im Rahmen der Gynäkologie, Onkologie und Neurologie beschrieben. Des weiteren geht das Buch auf Veränderungen des Körperbildes bei Menschen mit einem Stoma, einer Seh- oder Hörbehinderung, einer HIV/AIDS-Erkrankung, Verbrennungen, Rückenmarksverletzungen und Eßstörungen ein.

Ullstein Medical
Verlagsgesellschaft mbH & Co.
Mainzer Straße 75
D-65189 Wiesbaden

Hoffnung und Hoffnungslosigkeit

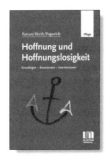

Farran/Herth/Popovich
Hoffnung und Hoffnungslosigkeit
Grundlagen – Assessments – Interventionen

IV/1998. ca. 304 Seiten, 2 Abb., 12 Tab.
Format 14.5 cm x 21.5 cm, Softcover
ca. DM 64.00, SFr 58.00, öS 467.00
ISBN 3-86126-669-5

Professionell Pflegende und Mitglieder anderer Gesundheitsberufe sind sich schon lange der kausalen Zusammenhänge zwischen dem physischen und psychischen Wohlbefinden einer Person bewußt. Dennoch wurden bislang wenig Anstrengungen unternommen, um das vorliegende Material und die zahlreichen Studien im Hinblick auf die Auswirkungen von Hoffnung und Hoffnungslosigkeit auf den Leib und die Seele hin zu untersuchen und zusammenzufassen. Genau diese Arbeit hat das Autorenteam um Carol J. Farran geleistet.

Im Anschluß an eine Begriffsanalyse werden Assessmentinstrumente zur Einschätzung der Gefühle von Hoffnung und Hoffnungslosigkeit vorgestellt, analysiert und ihre Einsatzmöglichkeiten aufgezeigt. In einem weiteren Kapitel werden unterschiedliche Interventionsmöglichkeiten bei Hoffnungslosigkeit und zur Förderung von Hoffnung und Zuversicht vorgestellt. Abschließend werden quantitative und qualitative Forschungsergebnisse über Hoffnung und Hoffnungslosigkeit bei unterschiedlichen Populationen vorgestellt und zukünftige Forschungsmöglichkeiten entworfen.

Dieses Buch ist ein Muß für all jene, die die Worthülse der „psychosozialen Betreuung" mit Inhalt füllen möchten.

Ullstein Medical
Verlagsgesellschaft mbH & Co.
Mainzer Straße 75
D-65189 Wiesbaden